住院医师规范化培训精品案例教材

总主审：王成增　　总主编：姜　勇

医院经济运营管理

本册主编　　张冬青

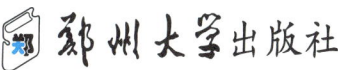 郑州大学出版社

图书在版编目(CIP)数据

医院经济运营管理／张冬青主编． -- 郑州：郑州大学出版社，2024.7

住院医师规范化培训精品案例教材／姜勇总主编

ISBN 978-7-5773-0360-4

Ⅰ．①医… Ⅱ．①张… Ⅲ．①医院－经济管理－中国－职业培训－教材 Ⅳ．①R197.322

中国国家版本馆 CIP 数据核字(2024)第 105246 号

医院经济运营管理

YIYUAN JINGJI YUNYING GUANLI

项目负责人	孙保营　李海涛	封面设计	苏永生
策划编辑	陈文静	版式设计	苏永生
责任编辑	陈文静	责任监制	李瑞卿
责任校对	陈思　苏靖雯		
出版发行	郑州大学出版社	地　　址	郑州市大学路40号(450052)
出版人	孙保营	网　　址	http://www.zzup.cn
经　销	全国新华书店	发行电话	0371-66966070
印　刷	新乡市豫北印务有限公司		
开　本	850 mm×1 168 mm　1/16		
印　张	9.75	字　　数	284 千字
版　次	2024 年 7 月第 1 版	印　　次	2024 年 7 月第 1 次印刷
书　号	ISBN 978-7-5773-0360-4	定　　价	42.00 元

本书如有印装质量问题，请与本社联系调换。

编委会名单

总主审 王成增

总主编 姜 勇

编 委（以姓氏笔画为序）

丁德刚　王　叨　王　悦　王　薇　王义生　王成增
王金合　王伊龙　王秀玲　王怀立　王坤正　车　璐
艾艳秋　卢秀波　田　华　兰　超　邢丽华　邢国兰
朱　涛　朱长举　刘　丹　刘　红　刘升云　刘刚琼
刘会范　刘冰熔　刘淑娅　刘献志　闫东明　许予明
许建中　李　莉　李向楠　李淑英　余祖江　宋东奎
宋永平　宋学勤　张　大　张　磊　张英剑　张国俊
张金盈　张建江　陈志敏　范应中　岳松伟　郎　艳
房佰俊　赵　松　赵　杰　赵占正　赵先兰　姜　勇
姜中兴　贺玉杰　秦贵军　贾　勐　贾延劼　徐　敬
高剑波　高艳霞　郭瑞霞　黄　艳　曹　钰　符　洋
董建增　程敬亮　曾庆磊　窦启锋　魏新亭

秘 书 王秀玲

作者名单

主　编　张冬青
副主编　赵进进　乔　伟　蒋　帅　吴　迪　郑胜男　陈英博
编　委（以姓氏笔画为序）

马　幸（郑州大学第一附属医院）　　张冬青（郑州大学第一附属医院）
王　敬（郑州大学第一附属医院）　　张路薇（郑州大学第一附属医院）
王向楠（郑州大学第一附属医院）　　陈　肖（郑州大学第一附属医院）
王伶俐（郑州大学第一附属医院）　　陈　清（郑州大学第一附属医院）
王婧妍（郑州大学第一附属医院）　　陈英博（郑州大学第一附属医院）
王德丽（郑州大学第一附属医院）　　武静雅（郑州大学第一附属医院）
邓　蔚（郑州大学第一附属医院）　　郑胜男（郑州大学第一附属医院）
边　洁（郑州大学第一附属医院）　　赵进进（郑州大学第一附属医院）
吕　璐（郑州大学第一附属医院）　　赵润泽（郑州大学第一附属医院）
乔　伟（郑州大学第一附属医院）　　胡明月（郑州大学第一附属医院）
刘　芳（郑州大学第一附属医院）　　晋高杰（郑州大学第一附属医院）
刘继静（郑州大学第一附属医院）　　徐艺铭（郑州大学第一附属医院）
孙　阳（郑州大学第一附属医院）　　郭勇凯（郑州大学第一附属医院）
李嘉菲（郑州大学第一附属医院）　　蒋　帅（郑州大学第一附属医院）
吴　迪（郑州大学第一附属医院）　　蒋　琳（郑州大学第一附属医院）
吴菁菡（郑州大学第一附属医院）　　鲁若楠（郑州大学第一附属医院）
何　青（郑州大学第一附属医院）　　曾建明（郑州大学第二附属医院）
张　驰（郑州大学第一附属医院）

前　言

我国公立医院承载着维护人民群众生命健康的重任,是国家维护全民福祉的保障。经济运营管理是当前医院优化资源配置、推进质量管理进而实现价值创造的重要抓手,也是新时期公立医院探索高质量发展的主要路径之一。2020年6月,国家卫生健康委员会启动"公立医疗机构经济管理年"活动,并出台系列文件,系统搭建起公立医院经济运营管理的指导性框架。2021年国务院办公厅印发的《关于推动公立医院高质量发展的意见》(国办发〔2021〕18号)以及2022年国家卫生健康委办公厅印发的《公立医院高质量发展评价指标(试行)》(国卫办医函〔2022〕335号)两份文件提纲挈领地指出要提升公立医院经济运营管理水平,为医院高质量发展赋能。"秉纲而目自张,执本而末自从",深刻理解和把握公立医院经济运营高质量发展的核心要义,对于健全现代医院管理制度、完善医院内部治理体系和治理能力、实现新时期公立医院高质量发展具有积极的指导意义。

管理者只有充分认识到经济运营管理的重要性,结合当下的新形势和新要求,深层次分析医院经济运营管理存在的问题,并结合实际情况进行管理方法创新,才能有效提升医院经济运营管理的整体水平,优化医疗服务质量,在满足患者就诊需要的基础上,推动医院健康、可持续发展。在此背景下,我们顺应时代要求,编写《医院经济运营管理》一书,以期为医院管理者提供参考。

本书共包括医院运营管理、医院财务管理、医院绩效管理、医院薪酬管理、医院医保管理、医院采购管理六个章节。每个章节包括基本情况概述以及大量详实的案例。通过详细的案例分析,研究各种各样成功或失败的管理经验,有助于读者更加深入和情景化地理解复杂的医院经济运营管理问题,并从中抽象出一般性的管理结论或管理原理。

本书邀请了医院管理领域的专家和一线工作人员参与编写。在编委会的共同努力下,我们用一年的时间完成了本书的编写。在此,感谢副主编赵进进、乔伟、吴迪、郑胜男、陈英博、蒋帅,他们在书稿的编写和审校中承担了大量的工作,使本书的质量得以保证。感谢全体编委会成员给予的信任和支持,大家集思广益、共同协作,使本书能够如期完成。还要特别感谢在本书撰写过程中提供资料、提出建议的各位专家学者,他们丰富的专业知识和严谨的科学态度使书稿增色不少,在此一并表示感谢。

鉴于编者水平有限,本书难免有不尽如人意的地方,诚恳希望各位读者提出宝贵意见,使之日臻完善。

张冬青
2024年3月

目 录

第一章 医院运营管理

第一节 医院运营管理概述 … 001
一、医院运营管理的概念 … 001
二、医院运营管理的目的 … 001
三、医院运营管理的内容 … 002

第二节 医院运营管理案例 … 003
案例1：长庚医院运营管理模式 … 003
案例2：A医院"一院多区"同质化管理的实践与探索 … 007
案例3：A医院手术麻醉部提质增效项目 … 010
案例4：日间手术室优化与调整 … 012
案例5：华西医院精细化运营管理体系 … 016
案例6：A医院儿科发展调研 … 020
案例7：医疗设备共享中心建设探索 … 022

第二章 医院财务管理

第一节 医院财务管理概述 … 026
一、医院财务管理的基本概念及管理体制 … 026
二、医院财务管理的基本原则及主要任务 … 026
三、医院财务管理的主要内容 … 027

第二节 医院财务管理案例 … 028
案例1：外联平台建设 … 028
案例2：床旁结算 … 030
案例3：科研采购管理平台建设 … 032
案例4：Y医院资产管理体系的建设 … 034
案例5：Y医院资产信息化管理平台建设 … 036

案例6：医院物价收费管理相关案例 ································· 039

第三章 医院绩效管理

第一节 医院绩效管理概述 ································· 044
一、医院绩效管理的概念 ································· 044
二、医院绩效管理的主要步骤 ································· 044

第二节 医院绩效计划 ································· 044
一、医院绩效计划内容 ································· 044
二、医院绩效计划制订 ································· 046

第三节 医院绩效监控 ································· 047
一、医院绩效沟通 ································· 047
二、医院绩效信息收集 ································· 048

第四节 医院绩效评价 ································· 048
一、医院绩效评价主体 ································· 048
二、医院绩效评价方法 ································· 049

第五节 医院绩效管理案例 ································· 050
案例1：某医院手术室绩效奖惩方案制订 ································· 050
案例2：某医院重症科室绩效考核方案调整 ································· 054
案例3：某医院绩效考核指标优化 ································· 057
案例4：某医院药学部绩效考核方案调整及结果应用 ································· 065
案例5：某医院消毒供应中心绩效考核改进方案 ································· 068
案例6：某医院儿科重症监护室绩效考核改进方案 ································· 070

第四章 医院薪酬管理

第一节 医院薪酬管理概述 ································· 072
一、医院薪酬管理概念 ································· 072
二、医院薪酬管理体系 ································· 075

第二节 医院薪酬管理案例 ································· 076
案例1：H医院薪酬管理体系优化案例 ································· 076
案例2：武汉市T医院在日常工作岗位的薪酬管理优化应用 ································· 084
案例3：案例医院薪酬管理体系优化效果分析 ································· 090
案例4：案例医院薪酬体系优化经验总结 ································· 091

第五章　医院医保管理

| 第一节 | 医院医保管理概述 | 093 |
| 第二节 | 医保咨询管理 | 093 |

一、医保住院转诊流程及报销政策 ………………………………………………… 093
二、住院及医保登记流程 …………………………………………………………… 095
三、生育相关政策 …………………………………………………………………… 096

| 第三节 | 门诊统筹管理及医保账户共济 | 098 |

一、改革的背景 ……………………………………………………………………… 098
二、个人账户管理 …………………………………………………………………… 098
三、医保账户共济管理 ……………………………………………………………… 098
四、本地门诊统筹 …………………………………………………………………… 099

| 第四节 | 门慢特病管理 | 099 |

一、省医保门诊慢性病 ……………………………………………………………… 099
二、省医保门诊特重大疾病 ………………………………………………………… 100
三、市医保门诊慢性病 ……………………………………………………………… 100
四、市医保门诊重特大疾病 ………………………………………………………… 100
五、异地及跨省门诊慢特病 ………………………………………………………… 101
六、小结 ……………………………………………………………………………… 102

| 第五节 | 住院医保管理 | 102 |

一、患者转诊转院管理 ……………………………………………………………… 102
二、窗口咨询管理 …………………………………………………………………… 103
三、预住院政策 ……………………………………………………………………… 103
四、医疗救助政策 …………………………………………………………………… 104
五、异地急诊与外伤人员医保管理 ………………………………………………… 105

| 第六节 | 医保违规管理 | 105 |

一、扣费金额大于记账金额 ………………………………………………………… 105
二、部分诊疗项目筛选规则不合理 ………………………………………………… 105
三、部分药品筛选规则不合理 ……………………………………………………… 106
四、医院已经上传的反馈，系统判定为放弃申诉并扣款，未提醒 ……………… 106
五、建议按照医院规模给定点医院分配适量的工号权限 ………………………… 106

| 第七节 | DIP运营管理 | 107 |

一、DIP政策概述 …………………………………………………………………… 107
二、DIP付费概念及政策运行机制 ………………………………………………… 108
三、DIP付费下的医院运营管理策略 ……………………………………………… 109

| 第八节 | 医院医保管理案例 | 111 |

案例：门诊慢特病直接结算网上申办流程及注意事项 …………………………… 111

第六章 医院采购管理

第一节 医院采购管理概述 …… 113
一、医院采购管理的概念 …… 113
二、医院采购管理的主要步骤 …… 113
三、医院采购管理的主要功能与常规内容 …… 113

第二节 采购项目调研 …… 114
一、需求调研 …… 114
二、参数调研 …… 114
三、医疗设备在院情况调研 …… 115
四、医疗设备市场调研 …… 115
五、风险评估 …… 115

第三节 采购方式的确定 …… 116
一、采购方式的分类 …… 116
二、采购方式确定的因素 …… 118

第四节 采购程序 …… 118
一、采购文件的编写 …… 118
二、发布采购公告 …… 120
三、采购专家的抽取及开标 …… 120
四、磋商/议价 …… 121
五、评标及评审 …… 122
六、发布成交/中标公示 …… 122

第五节 采购合同签订 …… 123
一、采购合同应包含的内容 …… 123
二、采购合同签订的程序 …… 123
三、采购合同的执行 …… 124

第六节 采购项目档案管理 …… 124
一、采购项目档案管理的意义 …… 125
二、采购项目档案管理的内容 …… 125
三、采购项目档案管理的办法 …… 125

第七节 采购项目结果评价 …… 126
一、医院采购项目结果评价的意义 …… 126
二、医院采购项目结果评价的内容 …… 127
三、医院采购项目结果评价的应用 …… 127

第八节 采购过程的内部控制 …… 128
一、医院内部控制 …… 128
二、医院采购管理内部控制 …… 128

- 三、内部监督管理存在的问题 ··· 129
- 四、新形势下内部监督协作体系的建立 ··· 129

第九节　采购管理的信息化建设 ··· 130
- 一、医院采购信息化的定义 ··· 130
- 二、医院采购信息化建设的必要性和管理意义 ··· 130
- 三、医院采购管理信息化建设的内容 ··· 131

第十节　医院采购管理案例 ··· 132
- 案例1：医院医用血管造影X射线系统公开招标采购项目 ··· 132
- 案例2：Z医院监护仪竞争性磋商采购项目 ··· 134
- 案例3：Z医院不可收费耗材一次性使用手术包议价采购项目 ··· 135
- 案例4：Z医院牵头H省公立医疗机构耗材联盟采购工作 ··· 136
- 案例5：Z医院净化区域维保项目公开招标项目 ··· 137
- 案例6：Z医院遴选造价咨询单位、第三方审计服务单位框架协议采购项目 ··· 138
- 案例7：Z医院O品牌腔镜用配件单一来源采购 ··· 139
- 案例8：Z医院水灾后紧急采购 ··· 140
- 案例9：Z医院疫情防控期间对A类生物安全咽拭子转运箱的紧急采购 ··· 141

参考文献 ··· 143

第一章 医院运营管理

第一节 医院运营管理概述

一、医院运营管理的概念

医院运营管理是遵循医院工作和发展的客观规律，运用专业理论和科学方法，对医院的人、财、物、信息、时间等各种资源进行有效整合利用，在满足患者医疗服务需求的前提下，对医疗服务系统整体进行设计及管理，以实现资源配置的效率、效益和效能最优化的过程。在某种程度上，医院通过对各种医疗资源的统筹和协调，能够为患者提供更加优质的医疗服务。

国家卫生健康委员会同国家中医药局联合印发的《关于加强公立医院运营管理的指导意见》（国卫财务发〔2020〕27号）明确了公立医院运营管理的概念内涵，即"公立医院运营管理是以全面预算管理和业务流程管理为核心，以全成本管理和绩效管理为工具，对医院内部运营各环节的设计、计划、组织、实施、控制和评价等管理活动的总称，是对医院人、财、物、技术等核心资源进行科学配置、精细管理和有效使用的一系列管理手段和方法"。

二、医院运营管理的目的

（一）控制管理成本

医药卫生体制改革、疾病诊断相关分组（DRG）/按病种分值付费（DIP）医保支付制度改革给医疗机构惯性运行的业务管理带来了巨大的冲击，促使医疗机构转变医疗服务行为，控制过度用药、过度检查等，优化费用结构，降低服务成本，减轻患者经济负担，实现医疗机构社会效益和经济效益的双赢。

（二）改善医疗质量

质量安全是医疗机构的"生命线"，提供高质量的医疗服务是医疗机构的核心任务。医疗机构通过运营管理充分调动医务人员的积极性和创造性，推动规范医疗服务行为，优化服务流程，改善群众就医体验，不断增强人民群众的获得感。

（三）优化资源配置

优化资源配置是实现医疗机构高质量发展的重要抓手。医疗机构不仅要关注资产资金、医疗设备的配置使用，也不能忽视人员配置、管理制度的合理性，统筹配置、利用一切医疗资源，使有限的医疗资源在动态平衡上满足医疗机构发展的需要，提供安全、有效的医疗卫生服务，促进医院的高质量发展。

（四）提升运营效率

坚持可持续发展是价值分配的基本原则，是医疗机构运营管理的目标导向。随着国家公立医院绩效考核体系对"运营效率"的关注,医疗机构将更加关注现代化的管理模式和医疗业务流程优化,通过高质量发展和精细化运营将医疗业务工作与运营管理工作深度结合,推动运营效率转化为价值创造。

三、医院运营管理的内容

(一)明确管理范畴

1. **优化资源配置** 依据医院建设规划和中长期事业发展规划,建立人、财、物、技术、空间、设施等资源分类配置标准;加强资源调配与优化,促进各类资源动态匹配,提高内部资源配置对医、教、研、防等业务工作的协同服务能力。

2. **加强财务管理** 强化全面预算、成本核算、基建财务、经济合同、价格、医保结算等管理,为运营管理提供坚实基础;将事业发展目标任务、绩效考核业务指标和质量控制流程要求等融入财务管理,发挥财务管理服务、保障和管控作用;加强财务信息共享共用,为业务发展提供支撑保障。

3. **加强资产管理** 加强货币资金、固定资产、无形资产、物资用品、在建工程等资产管理,构建资产采购、领用、库存等全链条管理体系;做好资产配置、使用、处置等各环节管理工作,强化资产使用效益的分析和追踪评价。

4. **加强后勤管理** 推进后勤服务社会化;加强水电气热、餐饮、环境卫生、建筑用房、安全保卫等后勤管理,优化服务流程,规范管理机制,强化能耗管控;探索智慧化"一站式"服务模式,持续改进后勤服务质量和效率。

5. **加强临床、医技、医辅等业务科室运营指导** 探索建立运营助理团队,常态化关注科室运营发展情况,有效指导医疗业务科室提升运营效益;强化教学、科研、预防、后勤服务等工作的制度管理和成本控制。

6. **强化业务管理与经济管理相融合** 强化预算、成本、绩效、内控管理意识,将经济管理各项要求融入医院核心业务流程和质量控制各环节,促进业务与资源管理深度融合;探索完善临床路径标准化,规范临床术语,促进医疗服务活动规范化管理;强化医疗服务行为转化为经济行为的流程管控和内部监管。

7. **强化运营风险防控** 加强内部审计监督管理、风险管理及内部控制建设,建立健全风险研判、评估和防控机制;加强单位层面、财务层面、业务层面内部控制建设,实现医院经济事项全过程管控;建立医疗、价格、财务等管理部门联检联查日常监督机制,定期和不定期开展医疗服务规范化管理检查,避免发生违法违纪违规追求经济利益的行为;加强债务风险管理,严禁举债建设。

8. **加强内部绩效考核** 医院应当根据卫生健康、中医药主管部门确定的绩效考核指标,建立内部综合绩效考核指标体系,从医疗、教学、科研、预防以及学科建设等方面全方位开展绩效评价工作,全面考核运营管理实施效果;通过强化信息技术保证考核质量,并将考核结果与改善内部管理有机结合。

9. **推进运营管理信息化建设** 按照国家和行业已发布的医院信息化建设标准,加强医院内部运营管理信息系统建设,促进实物流、资金流、业务流、信息流四流合一;加强各个信息系统的有效对接,确保各类数据信息的规范性、完整性和有效性,支撑运营数据的统计、分析、评价、监控等利用;加强运营管理信息安全,完善信息保护技术措施和制度。

(二)优化管理流程

医院应当将运营活动各环节的人、财、物、技术通过流程管理有机结合,形成统一的管理体系。要以患者和临床为中心,以公益性和事业发展战略为导向,以精细化和提质增效为目标,综合运用系统思维统筹优化管理流程,实现流程管理系统化、科学化、规范化和智能化。

1. 梳理运营流程　按照业务活动规范和内在要求顺序,逐项绘制医院运营活动流程图;依据各项运营活动的制度依据、管理原则、质量要求、岗位职责、业务内容以及人财物技术等资源配置进行流程描述。同时,还要将内部控制要求嵌入运营流程的各个环节,做到环环相扣、相互制约、防范风险。

2. 评价运营流程　从质量、风险、时间、成本等维度,定期检查评价各运营流程的科学性、规范性和适应性,找出问题,分析原因,提出建议。

3. 优化运营流程　坚持问题导向和目标导向,注重系统性、协同性和高效性,持续优化运营流程设计,确保运营流程能够及时适应医院内外部环境和条件的不断变化。

4. 推进流程管理标准化和信息化　经过实践检验并且切实可行的运营流程,要及时固化到规章制度和信息系统中,努力做到有章可循、规范运行、高质高效。

(三)强化信息支撑

医院应当充分利用现代化信息技术,加强医院运营管理信息集成平台标准化建设。

1. 建立运营管理系统和数据中心,实现资源全流程管理　主要围绕人力、财务、物资、基础运行、综合决策等五大领域,医疗、医保、药品、教学、科研、预防等六大事项。

2. 促进互联互通,实现业务系统与运营系统融合　医院应当依托信息平台,加强信息系统标准化、规范化建设,强化数据的协同共享,实现临床与管理系统间的互联互通。通过信息系统应用完成原有工作流程的重新梳理及再造,让信息多跑路,实现业务管理与运营管理的充分融合。

3. 利用数据分析技术,构建运营数据仓库　医院应当从医、教、研、防各业务信息系统中抽取用于支持运营管理决策的相关数据,经过清洗转换形成运营数据仓库,为运营数据分析展示和运营决策模型构建提供依据。

(四)提高决策质量

1. 建立决策分析体系　运用各类管理理论和方法,整合业务数据和经济运行数据,从战略决策、管理决策和业务决策3个层面建立决策分析体系。

2. 推进决策分析一体化平台建设　通过对运营数据进行标准化、集成化、自动化处理,实现数据共享,强化数据应用,为医院运营管理持续改进提供全面、准确、及时的数据支撑。

3. 加强分析结果应用　医院应当将决策分析结果重点应用于业务管理、资源规划、资金统筹和风险管控等方面,进一步提高运营效率和管理能力,推进医院现代化治理体系构建和治理能力提升。

(张冬青　郭勇凯　马　幸)

第二节　医院运营管理案例

案例1:长庚医院运营管理模式

(一)背景介绍

1. 政策背景　20世纪70年代初期,台湾的医疗供给落后于经济发展,患者无法获得良好的就医体验,且医院少,优秀医师回台湾后没有机会服务患者,造成医学人才外流。王永庆先生为了提升台湾医疗水平,培训卓越的医护人才,为患者提供最佳医疗服务,于1976年12月创立了长庚医院。不仅医院是新的,观念和管理也是全新的。长庚医院的建立打破了台湾公立医院独立统治的局面,改变了台湾的医疗环境和制度,改写了台湾医疗的发展历史。王永庆先生办院的核心想法:①规模大;②服务中低阶层百姓;③有学术研究能力,导入台塑企业管理模式。长庚医院成立"医务管理中心",负责医院管理制度建设和经营管理,推行多项措施,采取分科经营制度等提高运营效率。20世纪80年代,长庚医院将企业经营管理幕僚模式引入医院管理中,在原有医疗业务流程的基础上,设计了经营管理幕僚专线,即幕僚管理模式,以解决大规模医疗机构存在的医疗单线体系弊端。

2. 实施的基础和必要性　长庚医院的定位为非营利性财团法人医院,落实医疗服务平民化,提供充裕、经济、低成本、良好质量的医疗服务,造福社会一般民众。在"以人为本"的指导下,管理上也秉承以患者为中心,不以盈利为目的,以促进社会公益福利为宗旨,推动医疗服务、教学、研究共同发展。不断改善作业流程及制度,规划最符合患者需要的制度,坚持制度化管理,激发人的潜力,且注重效率和品质。

长庚医院处处为患者着想,患者数量不断增加,需要不断扩充门诊容量和病床数量,且其配套的服务也需要扩充。对于提升良好医疗服务的机构,在经营管理上注重成本及降费,改善医疗服务作业流程及办法,追求办事效率及杜绝浪费的企业经营精神,是为了合理经营、降低成本、造福病患。长庚医院资金来自捐赠,无预算补贴,运营上需要自给自足,因此必须顾及长远发展,积累良好经验、提升医学水平,才能发挥其最大功能。财团法人医疗服务机构不能处在亏损的情况下运营,必须平衡发展。为了免于亏损,同时还要兼顾患者的医疗福利,医院必须走合理化经营的道路。

(二)案例实施内容

1. 建设目标　随着医疗环境的变化,仅靠医疗专业技术人员从事医院管理,难以应对医院发展面临的挑战。要发挥有限医疗资源的最大功效,在合理的成本范围内,给患者提供有效和高品质的医疗服务,由此专职从事医院精细化管理的专业管理幕僚或参谋人员在医院管理中的作用逐渐显著。幕僚管理模式是从体系层贯穿到科室层与医疗业务层对应的管理体系,形成纵向医管双线体系,即在经营管理等方面高度集权,而在医疗专业方面高度分权。医疗专业技术人员专心提升医疗专业水准,专业管理幕僚集中负责精细化管理和效率提升,而院长可以通过医疗管理委员会和幕僚管理体系两条线来掌握医院的整体运营情况,达到"把时间还给高层管理者,把科主任、护士长还给患者"的管理经营理念。

2. 实施方案　专业管理人员和专业技术人员所受的专业教育各不相同,工作性质及思考问题的角度也有差异,因此长庚医院遵循"医管分工合治"原则,采用董事会下决策、委员会治理的结构,下设的行政中心,是整个医院的总幕僚机构和服务部门,主要承担管控责任。行政中心是专业化的管理幕僚,人员包括总部幕僚、驻各院区幕僚和各院区管理人员,总部幕僚和基层各单位幕僚在业务领域上下垂直连为一体,形成独特的直线幕僚体系。集团管理分为体系层、院区层和科室层3个层面,幕僚体系从上到下对应设置为总部行政中心、院区管理部、专科经营助理3个层级。

整个医院层面设立行政中心,作为医院运营的"总参谋部和控制中心",也可以视为"共享管理服务中心",目的在于有效管控各院区、科室和责任中心。行政中心担负管控责任,由医务管理部、经营管理总组、人力资源发展部、财务管理部、资讯管理部等构成,从事管理推动项目改善、医疗制度拟定、信息化规划推动、业务稽核、资金调度、工程营建、材料采购、公共事务等,集中处理各项公共事务,协助各院区、科室提升运营效率。

院区管理部作为院区的幕僚机构,负责院区医疗行政、医疗品质、感染控制、安全卫生等方面医疗制度的拟定、业务稽核、异常检讨、管理改善等。管理部和行政中心一样,对医疗作业不拥有直接指挥权,拥有沟通、协调、审核、稽核等管理权。管理部负责人由行政中心派驻,以保证院区运营分目标与医院整体目标一致。

总部幕僚成员由高级管理职员担任，人员分为"专业管理幕僚"和"共同事务幕僚"。其中专业管理幕僚人员集中在人力资源发展部、经营管理总组、医务管理部、财务管理部、医疗资讯管理部等专业职能部门，主要负责全员的制度拟定、推行、审核、稽查等，全面优化制度及流程，保证操作规范和信息化，保证医院制度化运行。共同事务幕僚人员由会计处、供应处、工务处等后勤支持部门人员组成，人数多于专业管理幕僚，根据专业管理幕僚部门设置的规章制度，执行并提出改善建议，集中处理医院的原材料采购、资金调度、工程建造等公共性事务，统筹整合医院资源，追求整体效率。

院区管理部由院区幕僚人员和事务人员构成。管理部在院区和行政中心之间起着承上启下的作用，督导医疗、行政部门开展工作，从事人员晋升、教育训练等人事作业，代表医院参与对外事务。院区幕僚人员集中在医事行政组、感染管理组、感染控制组、品质管理组等，负责管控各项事务性作业，制定院区规章制度。事务人员负责挂号、收费等一线部门，负责具体事务的操作执行。管控者不接触实务，实务者没有管控权，两者相互配合制约，避免界限不明存在的弊端。

3. 实施过程

（1）经营管理组 长庚医院设立绩效组，专门负责各院区经营绩效，后经过扩充工作内容，成为经营管理组。行政中心经营管理组的作业类别分为经营分析、管理制度、作业检核、专案改善。

经营分析包括各医务专科经营指标监控及经营绩效分析比较、各项经营报表制作、经营管理会报资料收集、跟催、比较与制表、设备购买与投资效益成本分析及成效追踪、医务专科经营简报等。管理制度包括分科损益电脑作业制度维护及案件审查、分类管理制度维护及案件审查、医务专科绩效奖金制度维护及审查、医师绩效奖金制度及审查、医师费相关作业案件会签及审查、医务专科材料试用申请审查、医务专科医疗成本分析及审查、医务专科经营绩效相关电脑作业案件审查、医务专科策略联盟相关作业审查、医务专科人员增编审查等。作业检核包括分类管理基准合理性检核、绩效奖金执行情形及正确性检核、设备投资效益预估与实际执行情形检核、建设—经营—转让（Build-Operate-Transfer，BOT）作业执行情形检核。专案改善包括自费健检项目推广、临床病理科不计价材料奖金检讨、院区间自费项目推广执行成效、协助各科制定管理目标、全院营养治疗师人员配置合理性检讨、各院区检查排程及缩短等候时间检讨、手术及麻醉相关专业改善等。

（2）专科经营助理 "专科经营助理"又称"科经理"，是经过长期专业化培训，涉及卫生管理、企业管理、财务管理和临床专业的人员，不隶属于协助科室，协助科主任开展科室经营管理工作，随时观察科室运营状况，以提高科室经营效率。专科经营助理的角色定位有以下几点：①在平衡"机构目标"和"科目标"下，协助专科主任规划推动各项医疗发展计划及管理事宜；②协助医疗主管分担专科行政事务工作；③协助行政中心及主管实时掌握现场动态；④架起院方与医务专科之间沟通的桥梁。

长庚医院的科室是经营的主体，医院起到管理、协调的作用。科主任负责经营管理科室，但科主任是专业技术专家，不是经营管理专家，在实践过程中很难发挥科室利润中心的管理职能，由专业管理幕僚机构制定的各种政策也很难执行。因此为了发挥专业分工的优势，也为了加强对专科经营事项的管控，行政中心会派驻经营管理人员负责各专科的经营管理，即专科经营助理。

专科经营助理通过建立医疗专科的各种经营管理报表，掌握各项经营收入和费用支出数据，分析医疗服务项目的损益状态，发现问题及时探讨改进措施，循环比较，不断改进专科的经营状况。根据专科的规模和服务量来匹配相应的专科经营助理，专科经营助理对所负责专科的人、财、物等信息充分了解，熟悉相关专科技术和管理特点，与科主任相互协助开展经营管理工作，确保科室日常运营始终围绕责任目标，不断提升和改进专业经营绩效。

专科经营助理日常的工作有专科经营损益分析、人员增编补分析和专案改善作业。专科经营损益分析有经营分析、绩效管理、医务作业、人事管理、设备评估、资料管理、空间规划、安全卫生、专案作业及其他交办事项。分析专科当期损益及服务指标,说明收入、成本与损益情形,检讨异常原因,经管组主管及专科主任定期科会中报告运营状况。人员增编补分析是依据医疗服务项目逐项分析人力需求,及时汇总部门总人力,考量未来医疗发展状况及策略,经管组主管每月执行长检讨会中报告,以签呈方式向行政中心提出申请。专案改善作业是在专科运行过程中会出现新的问题,专科经营助理要检讨改善原有的运行流程,或者当科主任提出一些规划时,专科经营助理要及时展开评估、分析,提出执行方式及效益预估等建议。

(三)结果成效

按照分工与专业化原则建立"医管分工合治"的组织结构,设立专业幕僚管理系统,在机构建制和管理功能上,医疗体系和管理体系两者各司其职。无论是医院总部层面的"医管分工合治",还是医院院区层面的"医管分工合治"、专科层面的"医管分工合治",构建合适自身的组织结构,使医院高效率运转。

幕僚管理在初期推行的过程中,因提出制定目标与执行目标的不是同一部门,也遭遇到阻力。提出、推动和监督制定目标的是幕僚部门,执行者是医疗专业部门。科主任一开始不愿意接受专员们,因为科主任大多是医学专家且较为年长,让学管理的年轻人给老专家设定目标、纠正错误,监督执行情况,双方都需要调整心态。长庚医院行政中心要求年轻的幕僚们就事论事,对医疗专业人员保持应有的礼貌,但也要坚持运营的原则,用制度来激励和约束。

经过推行,科主任发现按照幕僚提供的建议,不仅使专科成本逐渐降低,也由于提高了科室绩效使奖金增加,逐渐认同了这些知识丰富且精明强干的管理人,也主动去推动执行幕僚们制定的政策及管理制度。现在,各临床专科只要遇到问题,就主动求助于幕僚人员,省时快捷,方便高效。

(四)经验总结

1. **医管分工合治** 按照分工协作的原则,在机构建制和管理功能上,医疗体系和管理体系各司其职,各建其功,再结合完善的激励机制,提升医院的经营绩效。由专业管理人员负责经营管理,让医疗专家集中精力提高医疗技术水平和医学研究。医院的医疗业务、学术活动和医院的行政管理、经营管理分离,临床诊疗、医学科研、临床教学等医疗专业业务由医疗专家团队负责管理,财务、人事、后勤等行政管理和经营管理由专职的经营管理团队负责。经营管理上高度集权,医疗专业上高度分权,两者共同追求医院合理化运营格局。

2. **幕僚经营医院** 幕僚是"最接近问题的专家",医院要从"专家经营医院"转向"幕僚经营医院"。医疗专业人员执行医院的主要功能,管理人员执行医院的次要活动,协助医护人员完成主要目标。设立幕僚部门,专注医院经营管理,辅助院长及科主任决策,专职负责制度设计和推动、资源统筹、作业检核、稽核等管理工作,不断推动医院经营管理合理化、精细化,降低医院运行成本,提高经营绩效。按照"医管分工合治"的原则,在不同管理层级设置相应的幕僚机构,赋予"医管"不同的权利和责任。行政幕僚人员提供合理化的拉力,通过标准化工作流程,使医院的组织结构趋于"机械化"的模式,同时,医疗业务人员提供专业化的拉力,把组织结构拉向专业化。

3. **专科经营助理** 医院在临床科室中设立隶属于医院总部幕僚机构的专科经营助理,便于辅助科主任工作,承担科室人事管理、经营分析、设备管理、一般日常性事务等非医疗专业性工作。经营助理通过科室经营管理报表,及时准确掌握科室经营收入和费用支出数据,分析医疗服务项目损益情况,提出改进建议。专科经营助理不隶属医疗专科,他们会以追求医院的整体目标作为约束条件,避免医疗专科为满足自身利益而损害医院整体目标和患者利益的行为。专科经营助理保障医疗专业人员在医疗服务方面的主导权,减少了医疗专业人员在经营管理方面耗费的时间成本,也避免了非职业管理人员执行管理作业时的低效率,是双赢的制度安排。

案例2:A医院"一院多区"同质化管理的实践与探索

(一)背景介绍

1. 政策支持 为进一步扩大医疗服务供给,满足患者多样化的医疗服务需求,建设多个院区、开展"一院多区"模式已经成为近两年大型公立医院重要的发展方向之一。国家有关部门支持大型公立医院"一院多区"建设。《关于推动公立医院高质量发展的意见》(国办发〔2021〕18号)指出,支持部分实力强的公立医院在控制单体规模的基础上,适度建设发展多院区,《医疗机构设置规划指导原则(2021—2025年)》首次规范了分院区设立的基本条件,《国家卫生健康委关于规范公立医院分院区管理的通知》进一步明确了分院区的设立要求和管理机制。

"一院多区"是在单体医院基础上形成的多个院区共同建设的新型医院发展模式,是指拥有一个独立法人、财务和人员统一管理、两个或者两个以上地理分散的院区使用同一医院名称组成的医院。一方面,"一院多区"发展模式能够通过多区域布局以及人力资源调配,使城市边缘地区的居民就近获得优质的医疗资源;另一方面,"一院多区"发展模式缓解了位于城市中心院区的服务压力,优化了医院布局,能够促进医院的可持续发展。然而,如何进行多个院区的同质化管理,促进医院协同发展,对医院的管理者提出了新的挑战。一般地,同质化管理是医院各院区技术上实现同步共享,质量标准高度一致,各院区的规章制度、精神文化、管理体系保持一致,最终实现技术上为患者提供高质量的诊治服务,非技术上医院整体协同发展做大做强、做细做优、做优做高。

2. A医院"一院多区"基本情况

(1)基本情况 A医院成立于1928年9月。原有的西院区发展至今,已有床位5000张,建筑面积35万平方米。但因患者量较大,现有服务能力无法满足患者的就医需求,医院选择通过建设多个院区的方式解决患者的就医难题。A医院自2014年开始,在改造西院区的同时,先后扩建了东院区,兼并B医院改建成为北院区,合并C医院扩建成立了南院区,逐渐形成了"一院四区"的医院建设发展格局。在建设之初,每个院区都明确了各自的功能定位。西院区作为老院区,历史悠久,已有医疗资源丰富度和院区知名度都高于其他3个院区,因此西院区被定位为大综合院区,主要进行疑难杂症的诊治。东院区被定位为现代化、国际化医院,重点提供国际医疗、高精尖、个性化服务。北院区被定位为精专科医院,重点发展口腔科、眼科等重点专科。南院区被定位为综合医院,以康复医疗为主。

(2)院区差异 具体如下。

其一,人流量不同。人流量大会导致排队时间长、管理秩序差。西院区由于成立时间长、知名度高、地理位置好、坐诊的知名教授多,所以前往西院区就医的患者络绎不绝,这导致西院区电梯拥挤、就诊排队、拿药排队、做检查排队的现象时有发生。对患者而言,过长的等待时间以及人员拥挤导致的急躁情绪会使患者在满意度方面有所下降。

其二,成立时间不同。建成较早的院区环境老旧、设备老旧会给患者带来不好的就医感受。西院区和北院区建成时间较早,就医环境较差,患者就医舒适感较差,造成患者的就医体验下降。东院区和南院区由于建成时间晚且发展定位为现代化医院,内部设施崭新、先进,就医环境宽敞、明亮,有利于提升患者的就医感受。

其三,专家坐诊时长不同。专家坐诊地点和坐诊时长的不同会影响不同院区对患者的吸引力。由于地理位置因素以及患者量情况,西院区和东院区的知名专家坐诊时间较多,北院区和南院区相对较少,患者在挂号时更愿意选择知名专家,甚至会根据知名专家坐诊院区进行就诊,这就导致北院区和南院区患者挂号的选择相对较少。

其四,科室管理者对不同院区的关注度不同。对于部分科室而言,4个院区由一个大主任统一进行管理。由于科室主任精力有限,对于自己经常工作的院区情况可能更为清楚,而对于不经常工作的院区管理可能会显得鞭长莫及。在这种情况下,科室主任难以平衡对各个院区的关注度,所以不同院区相同科室的发展速度也不尽相同。

其五,后勤保障配置不同。北院区发展速度较慢,原先的基础建设较差,基础维修设备也已老化。南院区发展时间较晚,目前还处于起步发展阶段,后勤保障人员配备不足,卫生、餐食等方面难免会出现疏忽,设备的定期检查和定期维护也难以有效保障。

(二)公立医院"一院多区"同质化管理的现状与问题

部分公立医院根据国家有关部门的要求,积极开展"一院多区"建设探索,但目前在"一院多区"同质化管理上仍存在管理难度大、人员管理困难、绩效分配难以平衡、文化理念存在差异4个方面的共性问题。

1. 管理难度大　"一院多区"医院相比单一院区医院来说规模更大,管理幅度的拓宽和管理层次的提升会增加管理难度。其中"兼并、合并"成立的新院区更容易在制度、人员、薪酬、文化等方面出现混乱和冲突。若管理层深入细致地实时了解每个院区的运营状况,则会花费大量的时间和精力,但若由各部门自行汇报,又可能会降低信息的即时性和准确性。因此,"一院多区"的管理模式和手段相对复杂,亟须建立一套科学、高效的同质化管理制度。

2. 人员管理困难　"一院多区"医院大多采用职工轮转模式。根据科室需求,院本部的医护人员与分院区的医护人员定期进行轮换,虽有利于医疗服务和医疗质量的同质化,但频繁地轮换会给职工造成一定的心理压力,降低医护人员对院区的归属感。通勤时间的延长、绩效水平的浮动、家庭生活的变化等因素也会对医护人员造成一定的影响,从而直接影响医院的医疗质量和服务品质。

3. 绩效分配难以平衡　绩效考核应与实际工作量挂钩,但由于新院区建设之初工作量较低,绩效水平与本部有较大差距,这会使前往新院区支援的医护人员产生抵触情绪。为了提高医护人员的积极性,医院一般会对新院区的医护人员进行一定的人性化补贴,但长时间的补贴会造成部分医护人员消极怠工。同时,各院区科室设立、位置、面积、设备等情况不同,绩效考核标准难以统一。在这种情况下,如何制定科学合理的考核机制让医护人员满意,是"一院多区"同质化管理的难题之一。

4. 文化理念存在差异　不同院区发展历程不同,会直接导致各院区的物质、精神、制度和行为等方面的文化存在差异,进而可能造成新院区医护人员归属感较低,并且可能在合作时产生理念冲突,从而降低医院管理效能。因此,在进行"一院多区"同质化管理时,也需要对医院文化理念进行统一。

(三)A医院"一院多区"同质化管理实践

A医院在"一院多区"同质化管理的探索与实践中,分别从制度、人员、绩效薪酬和医院文化4个层面进行不断创新,实现了良好的"一院多区"管理。

1. 制度层面　制度指共同遵守的做事原则和行为准则。医院拥有良好的管理制度,有利于充分调动和发挥全体职工的积极性和创造性,规范医院全体职工的行为,维护医院和每一位职工的合法权益。A医院在"一院多区"同质化管理实践中,重点对晨会制度、科研制度和教学制度进行建设。

(1)晨会制度　A医院工作日每天早上8:00召开晨会。但由于4个院区之间的距离相隔较远,而晨会中需要各部门负责人汇报工作,若把参会人员召集到一个院区,势必会耽误部分院区的正常工作。为解决上述问题,加强对各院区的统一管理,A医院购买了高清摄像头等线上会议相关设备,通过线上线下相结合的方式召开晨会,有效解决了距离问题。同时在管理方面,采用主院区垂直化管理与分院区横向管理相结合的模式。主院区的院党委班子和职能科室,垂直管理各分院区,医院班子成员担任分院区的执行院长,同时再配备执行副院长、大部制部长(主任)对分院区具体负责。此外,A医院实行网格化管理制度,通过对楼宇、楼层分块管理,人员设备专人盘点,落实具体责任到个人,有效提高了"一院多区"管理的效率和质量。2022年3月,A医院实行一站式值班主任制度。一站式值班主任相当于该院区当天的代理院长,第二天晨会需对该院区前一天的情况进行汇报,避免了层层上报造成的信息延误和丢失,高效、深入地解决医疗服务过程中出现的现实问题,使"一院多区"管理实现了明显的提质增效。

(2)科研制度 "一院多区"建设以来,A医院不断建设新的实验平台,科研成果产出效率大大增加。但南院区和北院区前期科研实力较弱,也缺乏相关的资源投入。2022年,A医院增强了对南院区、北院区科研人员的培训和指导,通过不同院区的科研合作,实现了让南院区、北院区的科研人员先"走出去"再"走进来"的目标,有效提高了全院整体科研水平。同时医院采取统一的科研奖励制度,论文完成后统一提交至科研处审核,审核通过后再进行申报,医院会根据研究等级给予不同程度的奖励。

(3)教学制度 随着"一院多区"格局的形成,目前A医院的研究生由西院区的研究生处统一管理,研究生在不同院区跟随导师进行科研学习。2022年,A医院完善了研究生信息管理平台,新建研究生综合管理系统,实现了研究生的全流程管理。研究生处会安排研究生进入不同院区、不同专业、不同基地进行培训,充分锻炼研究生在各种环境下的工作能力,更充分、更高效地为国家进行医学人才培养和人才储备。

2. 人员层面 医院最核心的资源是人。根据职工的能力将其安排到合适的岗位,才能实现人才配置效果的最大化,为患者提供更好的诊疗服务。

在建设初期,A医院北院区和南院区的医护人员与西院区、东院区的医疗人员在学历、资历、技术等方面产生了较为明显的差异。因此,A医院制定了新的医生坐诊制度、护理人员轮转制度。医生、护士、研究实习生和委培人员分别由医务处、护理部、研究生处和教育处统一调配,通过各个职能部门的协调管理,将西院区、东院区的医护团队和南院区、北院区的医护团队交叉调配,用合理的人才储备和人才培养保证不同院区医疗质量的同质化。同时,A医院定期召开医疗培训、案例教学、疑难病例讨论、多学科讨论(multidisciplinary discussion,MDD)会,通过线上线下相结合的方式,促进各院区之间的合作与交流,确保各院区人才共同进步、共同提高。此外,A医院提供4个院区之间的通勤班车以及职工公寓,最大限度为在不同院区工作的医护人员提供生活便利,为职工更好地投身于工作提供了坚实的后勤保障。

3. 绩效薪酬层面 绩效薪酬是医院管理的重要组成部分,通过建立公平合理的绩效考核机制和薪酬发放标准,可以充分调动职工积极性,提高职工满意度和认同感,助力医院高质量发展。

A医院在平衡各院区绩效薪酬方面进行了优化。对于绩效管理,A医院在各院区分别采取了相对独立的绩效核算方案。相对独立的绩效核算有利于医院管理者对各院区运营情况进行精准掌控,并可以在不同院区之间进行对比分析。同时,根据不同院区的人员调配方案,对前往不同院区工作或支援的职工设置相应的绩效政策,破除绩效管理死角,使各院区全体职工的工作难度和工作时长都能够获得量化。对于薪酬管理,以南院区为例,南院区作为新建院区,其绩效薪酬管理方式的调整同时兼顾了新老职工的诉求。对于原有职工,医院通过增加补贴等举措,使南院区原有职工的薪酬水平逐步向其他院区靠近,打消南院区原有职工对院区合并的抵触情绪,提升原有职工的归属感。对于前去支援的本部职工,在绩效发放水平、职称晋升、各项补贴等方面给予倾斜,通过薪酬杠杆调动本部职工前往南院区工作的积极性。

4. 医院文化层面 医院文化是长期发展逐渐形成的一种文化传统,职工关心医院事务,以及自身的责任感和集体荣誉感,是优秀医院文化的体现。北院区原有的凝聚力较差,南院区之前是国企投资成立的医院,所以这两个院区与其他院区之间的文化差异较大,不同院区职工会因理念不同而影响工作积极性。

为提升各院区之间的文化认同，A 医院在各院区之间加强对先进人物事迹、医院技术创新、典型医疗案例等方面的宣传，增加各院区职工对医院的认同程度。同时，邀请不同学科领域的专家学者来院进行学术交流、开展职业技能培训，鼓励各院区相关人员积极参与，实现把医院做高做优的目标。此外，A 医院也积极开展文化艺术月、演讲比赛、书画展、摄影展等各种形式和内容丰富的文体活动，不仅能够让职工在繁忙工作之余感到身心愉悦，同时也能让职工在更多人面前展现自己在其他方面的特长和风采，增加职工之间的互动与交往，形成温馨、和谐的工作氛围。并且，医院也会倡导不同院区的医护人员共同下基层做义诊，在共同工作的过程中培养默契和感情，加强不同院区医护人员通力合作的能力，增加对 A 医院的文化认同。

(四) 小结

"一院多区"是当前医院重要的发展形式，为医院提供了提升综合实力的黄金机遇，也给医院带来了全新的挑战。做好"一院多区"同质化管理是一项需要长期努力和坚持的发展目标，医院需要在不断前行的过程中发现问题、解决问题，为患者提供更高效且优质的医疗服务。

案例 3：A 医院手术麻醉部提质增效项目

(一) 背景介绍

为深入贯彻《关于加强公立医院运营管理的指导意见》文件精神，继续落实《河南省公立医疗机构经济管理年活动实施方案》重点任务要求，持续推动医院运营质量效益提升，助力高质量发展，A 医院聚焦手术麻醉部提质增效，开展业财融合试点项目，着力提升医院运营效率与效益。

1. 医院基本情况　　A 医院始建于 1928 年 9 月，是集医疗、教学、科研、预防、保健、康复为一体，具有较强救治能力、较高科研水平和国际交流能力的三级甲等医院。目前，医院共有 4 个院区，总占地面积 871 亩，临床医技科室 120 个，病区 279 个，编制床位 10 000 张。作为全省乃至全国规模最大的公立医院之一，A 医院在新的发展要求下机遇与挑战并存。

2. 项目立项动机　　手术室作为现代医院的诊疗核心，集中体现了医院外科手术、危急重症和疑难病症的救治水平，是医院整体硬件支撑与医疗资源密集的重要平台，手术室效率直接关乎医疗资源利用率与医院整体运营效率。手术开台不准时、停台、手术衔接时间较长等问题，既造成医疗资源浪费、增加医护人员工作量和医院运营成本，也不利于改善患者就医体验，制约了医院运营效益提升。

(二) 亮点做法

1. 制订实施方案，明确任务目标　　围绕"提质增效"这一目标，A 医院运营管理部牵头制订《A 医院手术麻醉部提质增效实施方案》，着力提升手术麻醉服务质量和效率。方案在项目实施过程中不断迭代完善，为各部门开展工作提供了依据和指导。

2. 聚焦关键环节，优化流程管控　　手术室工作琐碎、流程复杂，其效率受多种因素综合影响。其中，手术开台时间、衔接时间和麻醉时间被认为是核心制约要素，对提高手术室工作效率至关重要。基于医院手术室管理和使用现状，医院采取治疗组放权管理与手术麻醉部集中管理相结合的模式，以首开台时间和手术衔接为切入点，梳理优化手术科室衔接流程、手术开台流程、手术接台流程，明确手术分台细则、职能科室职责和监督考核措施，围绕全流程优化管控。

3. 强化部门协作，凝聚管理合力　　运营管理部联合医务处、护理部、信息处、后勤处等部门成立手术麻醉部"提质增效"考核评价小组，定期对方案实施情况巡查监督。同时，定期向全院通报手术科室执行情况。各部门各司其职，结合实施情况及各手术科室反馈问题对方案进行优化，在保证手术质量安全的前提下，共同督促实施方案的严格执行。

4. 扎根业务一线,狠抓政策落实 为确保实施方案符合实际业务、需求并切实可行,运营管理部组织专人到相关科室和手术室实地调研,理清业务流程,找到难点痛点,持续对实施方案优化完善,提升实施方案的科学性、合理性和可执行性。截至目前,实施方案已迭代9个版本。项目实施过程中,运营管理部工作人员扎根业务一线,协助有关部门开展工作,收集反馈存在的问题,及时同有关部门沟通协调,确保方案措施落到实处。

(三)实施效果

《A医院手术麻醉部提质增效实施方案》自2022年7月1日起在西院区、东院区手术麻醉部及所有手术科室全面推开。方案实施一个季度,有关科室通力合作,严格落实,取得了阶段性成效。10月份医院受到疫情影响,各项业务停滞。2023年2月,手术麻醉部提质增效活动持续开展,建立长效机制,巩固工作成果。

1. 流程优化,手术室工作效率提升

(1)手术量情况 第三季度西、东两个院区手术量环比增长44.7%。其中,西院区第三季度环比增长43.6%,东院区第三季度环比增长47.0%(增幅受到疫情防控形势变化一定影响)。

(2)首台开台情况 手术麻醉部准时开台率显著提高。西院区第三季度首台手术平均开台时间为08:17,准时开台率提升至97.2%;东院区第三季度首台手术平均开台时间为08:19,准时开台率提升至94.8%。

(3)停台情况 手术麻醉部停台率明显下降。第三季度手术麻醉部西、东两个院区整体停台率16.8%,环比降低15.8个百分点。其中,西院区第三季度停台率16.0%,东院区第三季度停台率17.6%。

2. 降本增效,节约人力物力资源 手术麻醉部提质增效项目提高了手术室资源使用效率,节约了人力和物力成本,提升了员工满意度和经济效益。

(1)医护人员加班情况有所缓解 手术麻醉部西、东两个院区7:30—17:59完成手术量占手术总量的83.16%,环比提升3.29个百分点;18:00—21:59完成手术量占手术总量的13.81%,环比提升1.17个百分点;22:00之后完成手术量占手术总量的3.03%,同比降低4.46个百分点。总体而言,西院区22:00之前结束的手术台数占比为95.49%,东院区22:00之前结束的手术台数占比为98.46%。手术流程优化和工作效率的提高缩短了工作时长,减轻了医护人员工作负荷,加班问题有所缓解。

(2)成本精细化管理初见成效 手术室高效运转,推动了医院成本的精细化管控。为减少不必要的材料使用,手术麻醉部及时清点耗材库存,加强管控。手术室工作时间内效率的提高,使得手术室的人员、设备等资源在非手术阶段的运转成本大幅缩减,层流电费等能耗支出进一步降低。

3. 规范管理,医疗质量逐步提升 手术麻醉部提质增效工作分步实施,逐一落实。以首台手术开台情况为起点,逐步规范停台、虚假手术、切皮后未持续手术等情况,并将考核结果纳入科室治疗组绩效考核体系。提质增效工作的实施,引导手术麻醉部和外科医生按照轻重缓急、精力分布等因素合理安排手术,尽可能通过制度与流程优化,降低手术的不良事件发生率,保障了医疗质量。

(四)经验总结

1. 统一思想,深化认识 院领导高度重视手术麻醉部提质增效项目,多次在晨会和专项工作会上讨论、决策,为项目顺利推进提供了坚实保障。在院领导的大力支持下,各部门团结协作,齐心协力推动项目实施。同时,运营管理部深入调研,针对业务流程中的痛点,协同有关部门制定、完善了切实可行的实施方案,为项目执行提供了依据和参照。

2. 运用信息技术,促进多方协作 现代医院管理离不开信息技术的支撑,逐步完善的信息化系统有效提高了工作效率。手术室麻醉信息系统实时记录安全核查时间及电子签名,从患者进入手术室开始,各时间节点均在信息系统中固定记录下来,便于统计首台手术准点率、手术时间、手术衔接时间等。医院信息系统(HIS)与高效运营管理系统(OES系统)同步上线停台功能,降低临床科室和手术麻醉部医护人员之间的沟通成本。目前,正在开发中的智能排班系统,将动态评估临床科室手术需求和现有手术室资源,更合理地进行手术排台和分台,尽量避免因停台造成手术间闲置。信息化为提质增效工作提供技术支持,明确了医、护、麻三方的责任区间,保障了项目顺利实施。

3. **活用经济杠杆,发挥绩效调节作用** 完善手术麻醉部及手术科室医护人员绩效考核方案。重点通过增加手术日、绩效奖励、通报表扬等方式,对达到要求的科室进行相应奖励,同时针对虚假手术、停台、开台、接台、分台流程等设定惩罚机制,提高医护人员的工作积极性和责任感。综合运用多种运营管理手段,严格落实监督与奖惩机制,有效发挥绩效考核的调节作用,不断完善医院运营管理体系,助力医院高质量发展。

案例4:日间手术室优化与调整

(一)背景介绍

1. **政策背景** 随着生活方式的改变以及对自身健康的日益关注,人们对医疗服务的需求量越来越大。公立医院手术量激增,但中心手术室和日间手术室医疗资源配置不合理,造成公立医院手术室整体运营效率不高。中心手术室"连轴转、白加黑"的情况时有发生,给医疗安全和质量带来很大的隐患。但与此同时,大多数公立医院的日间手术室相对手术量较少,甚至会出现手术室闲置的问题,在一定程度上浪费了医疗资源。为充分发挥日间手术室的作用,国家卫生健康委员会于2016年推行第1版《日间手术推荐目录》(以下简称《目录》),包含了43个病种。到2022年第3版《目录》,已将病种增加至708个。《国家三级公立医院绩效考核操作手册(2019版)》中,对于日间手术提出了明确的考核指标,要求日间手术占择期手术比例达到10%。从《目录》的变化和国考指标的要求中不难看出国家鼓励并重视日间手术工作的开展。因此,对中心手术室和日间手术室的手术结构进行调整,是当前公立医院手术室提质增效工作的重中之重。在此背景下,现以某公立医院为例,根据该院手术室的基本情况,结合国家有关指导意见,对该院中心手术室及日间手术室的手术结构、手术数量进行分析与调整,探索调整中心手术室与日间手术室手术结构的可行性及关键步骤,为最大限度发挥日间手术室的功效提供思路。

2. **实施的基础和必要性**

(1)中心手术室与日间手术室手术结构安排未有效匹配 该院中心手术室以治疗组为单位进行术日安排,有术日的治疗组所进行的全部手术都安排在中心手术室,无论该手术是简单的手术还是在《目录》中的手术。而一些在中心手术室没有术日的治疗组,会将本组手术集中安排在日间手术室。虽然该方法可以方便治疗组的手术安排,但会造成一些难度系数较低的手术在中心手术室进行,而一些难度系数较高的手术却出现在日间手术室的情况。同时还会引起中心手术室资源紧张、手术室医护工作时间延长,而日间手术室出现资源供应不足等问题。以该院A院区和B院区为例,眼科、泌尿外科等在《目录》中的科室手术出现在了中心手术室,而甲状腺外科、口腔颌面外科、结直肠外科、小儿外科等不在《目录》中的科室手术被安排在了日间手术室。

(2)不平衡的手术结构造成医疗资源分配不合理 由于中心手术室的层级环境等要求较高,致使每台手术的单位成本较高,在中心手术室进行简单的操作和手术,不仅会造成收支不均,而且会增加中心手术室医护工作时长;而日间手术室每台手术的单位成本相对较低,容易为简单的操作及手术创造更多利润空间。此外,日间手术室的医护人员对于复杂手术的经验较少,不利于保证手术安全和质量;而中心手术室的医护人员大型手术和复杂手术的经验较为丰富,若其时间被大量的简单、短小的手术占用,则在一定程度上造成了人力资源的浪费。

(3)无法满足《目录》推荐的所有日间手术均在日间手术室进行的要求 一方面,当前该院日间手术室的仪器设备和防护等级,不能满足耳鼻喉科、骨科等部分科室手术的基本条件,无法开展相关手术。另一方面,部分科室如乳腺外科虽在《目录》中,但由于该院乳腺外科手术量较大,若将该类手术放到日间手术室会造成日间手术室拥挤,也会造成中心手术室工作量不饱和。同时,热灌注类大多在中心手术室的准备间和麻醉恢复室开展,不实际占用手术间的空间和资源,因此没有必要将其转移至日间手术室。

(二)案例实施内容

1. 手术结构调整与优化

(1)根据国家卫生健康委员会推荐的日间手术名单《目录》 《目录》对科室的覆盖情况如表1-1所示。《目录》指出,骨科、眼科、泌尿外科等具有手术范围覆盖较广的学科特点,它们的手术中,简单、时间较短的手术占比较大,因此它们的部分手术更适宜在日间手术室进行。

表1-1 国家卫生健康委员会《目录》覆盖情况

国家卫生健康委员会《目录》覆盖科室	病种数量/个
骨科	186
眼科	132
泌尿外科	108
普通外科	97
耳鼻喉科	66
妇产科	33
血管外科	29
整形外科	29
口腔科	11
皮肤科	7
胸外科	5
儿科	2
消化内科	2
心血管内科	1

(2)中心手术室手术与推荐日间手术名单匹配 首先根据《目录》,选取该院2023年1—7月中心手术室和日间手术室数据进行分析。对比分析发现,2023年1—7月,A院区中心手术室符合《目录》的月均手术量为1243台,占月均手术量的8.0%,手术名称如表1-2所示。符合《目录》的手术中,眼科、泌尿外科、妇科等占比较大。

然后将A院区中心手术室与日间手术室、泌尿内镜、妇科门诊手术室开展频次较高的手术进行名称匹配,发现相同手术的月均手术量为1193台,占月均手术量的7.7%,手术名称如表1-2所示。可以看出,在A院区中心手术室开展的部分手术,如腹腔镜子宫全切术,已能够在日间手术室进行常规化操作,以这些手术为基础进行手术结构调整,在实际操作中更容易取得成效。

表 1-2　A 院区中心手术室初步筛选手术

手术名称	科室	月数量/台	准备时长/min	手术时长/min	结束时长/min	参考来源
玻璃体注药	眼科	223	9	10	5	目录
乳房肿块微创旋切术	乳腺外科	167	13	27	7	目录
白内障超声乳化术	眼科	75	17	34	5	目录
经尿道输尿管镜检活检术	泌尿外科	53	13	21	12	目录
腹腔镜卵巢囊肿剥除术	妇科	46	29	89	14	目录
输尿管镜尿管支架拔除术	泌尿外科	41	11	12	10	目录
硅油取出术	眼科	18	18	46	8	目录
子宫颈锥形切除术	妇科	18	23	35	14	目录
眼球裂伤缝合术	眼科	15	31	99	21	目录
腹腔镜子宫全切术	妇科	83	31	108	14	日间 0.9%

根据《目录》,选取该院 2023 年 1—7 月中心手术室和日间手术室数据进行分析。对比分析发现,2023 年 1—7 月,B 院区中心手术室符合《目录》的月均手术量为 502 台,占月均手术量的 3.3%,手术名称如表 1-3 所示。符合《目录》的手术以眼科、泌尿外科、妇科等学科占据的比例较大。

与日间手术室、泌尿内镜、妇科门诊手术室开展频次较高的手术进行名称匹配,发现相同手术的月均手术量为 1133 台,占月均手术量的 7.7%,手术名称如表 1-3 所示。可以看出,在 B 院区中心手术室开展的部分手术,如玻璃体联合切除术、白内障超声乳化术等手术量较多,以这些手术为基础进行手术结构调整,在实际操作中更容易取得成效。

表 1-3　B 院区中心手术室初步筛选手术

手术名称	科室	月数量/台	准备时长/min	手术时长/min	结束时长/min	参考来源
白内障超声乳化术	眼科	111	14	27	4	目录
经尿道膀胱镜检术	泌尿外科	31	17	19	6	目录
玻璃体注药/玻璃体注气	眼科	25	7	7	3	目录
腹腔镜卵巢囊肿剥除术	妇科	24	41	91	8	目录
输尿管镜尿管支架拔除术	泌尿外科	13	13	14	5	目录
子宫颈锥形切除术	妇科	11	33	42	5	目录
玻璃体联合切除术	眼科	51	27	103	8	日间 1.4%
共同性斜视矫正术	眼科	8	22	61	9	日间 6.5%

整体来看,该院眼科、泌尿外科、妇科的手术符合《目录》的较多,且部分手术已分在日间手术室常规开展。这 3 个学科的手术大多具备手术时长较短、局麻手术较多等特点,是适宜进行手术结构调整的学科。此外,该院日间手术室无须多购入设备或进行手术间改造,就具备完成以上手术的条件。

2. 实施方案　经测算,选取 2023 年 1—7 月两个院区的日间手术室数据,从手术数量和手术时长两个维度衡量日间手术室现有工作饱和度。A 院区日间手术室共有 11 间,总体手术量为 1260 台/月,平均每手术室手术量为 4.7 台/d,如图 1-1 所示;总体有效工作时长①为 1707 h/月,平均每手术室有效工作时长为 6 h 27 min/d,如图 1-2 所示。以每天 8 h 工作制为基准,按照每月工作 24 d 计算,日间手术室月工作时长应达到 192 h,在图 1-2 和图 1-3 中以蓝线表示。从图 1-2 中可以看出,A 院区日间手术室在 1—7 月中,仅有 46% 的有效工作时长达到或超过 8 h/d。为使 A 院区日间手术室工作时长达到饱和,应增加约 616.2 h/月的有效工作时长②。

B 院区日间手术室共有 8 间,总体手术量为 1320 台/月,平均每手术室手术量为 7.14 台/d,如图 1-4 所示;总体有效工作时长为 1190 h/月,平均每手术室有效工作时长为 5 h 30 min/d,如图 1-3 所示。以 192 h 为月工作时长饱和时间,从图 1-3 中可以看出,B 院区日间手术室在 2023 年 1—7 月中,仅有 41% 的有效工作时长达到或超过 8 h/d。为使 B 院区日间手术室工作时长达到饱和,应增加约 346 h/月的有效工作时长③。

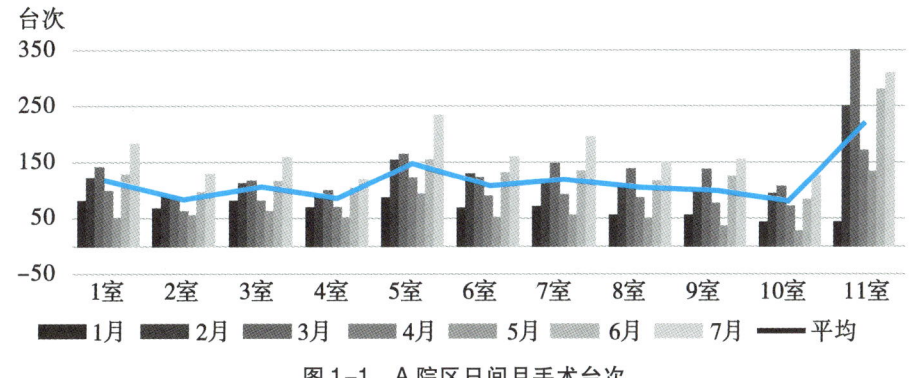

图 1-1　A 院区日间月手术台次

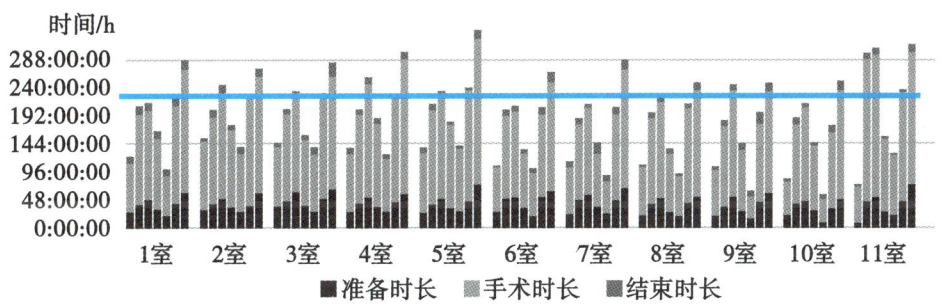

图 1-2　A 院区日间手术室有效工作时长

---

①有效工作时长(h)= 准备时长(h)+ 手术时长(h)+ 结束时长(h)。
②A 院区日间手术室应增加的有效工作时长(h)= A 院区日间手术室应达到的工作时长(h)×A 院区中心手术室饱和度(%)×A 院区日间手术室总间数(间)−A 院区日间手术室现有总体有效工作时长(h),经计算为 192×110%×11−1707=616.2,因此应增加的有效工作时长为 616.2 h。
③B 院区日间手术室应增加的有效工作时长(h)= B 院区日间手术室应达到的工作时长(h)×B 院区中心手术室饱和度(%)×B 院区日间手术室总间数(间)−B 院区日间手术室现有总体有效工作时长(h),经计算为 192×100%×8−1190=346,因此应增加的有效工作时长为 346 h。需要指出的是 B 院区的手术量少于 A 院区的手术量,因此 B 院区的中心手术室饱和度小于 A 院区。

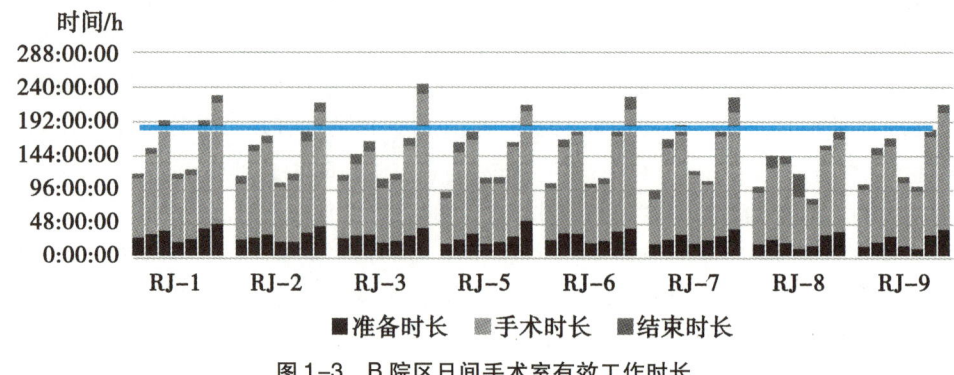

图1-3 B院区日间手术室有效工作时长

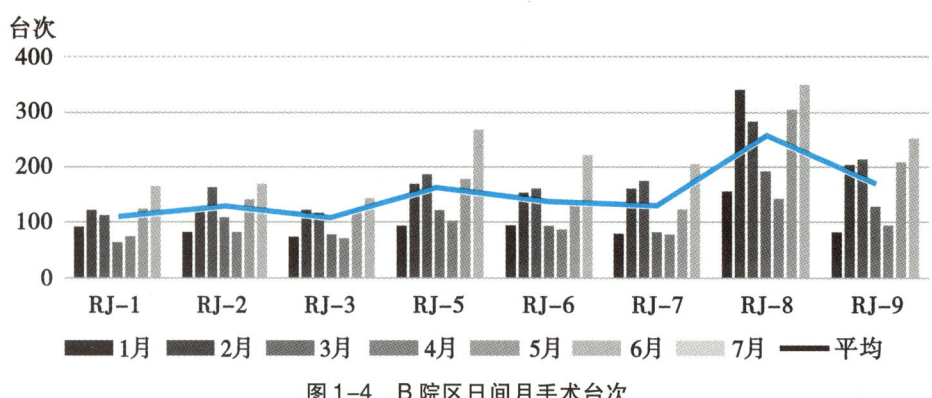

图1-4 B院区日间月手术台次

(三)经验总结

公立医院的平台类手术室较多,如日间手术中室、介入手术室、心内介入手术室、腔镜中心等多个部门,所服务的临床科室也不尽相同。借助信息化手段灵活调整手术安排,对中心手术室和各平台手术室的手术进行集中化分配,均衡各手术间工作时间。平台手术室术种结构的安排需医院统筹规划,规范术种结构不仅能提高优质医疗服务资源的利用效率、扩大医疗服务总量,还能够降低医疗成本,有利于医院精细化管理。发挥绩效"指挥棒"作用,综合考虑平台类手术室的手术量、手术等级、手术参与者、手术时间,给予医护人员相应绩效奖励,实现各司其职、物尽其用、人尽其才。

案例5:华西医院精细化运营管理体系

(一)背景介绍

1. 政策背景 2009—2011年以推进基层医疗卫生机构综合改革为重点,保基本、强基层、建机制。2012—2025年以推进公立医院综合改革为重点,更加注重改革的系统性、整体性和协同性,统筹推进医疗、医保、医药改革,基本形成较为系统的基本医疗卫生制度政策框架。2016年习近平总书记在全国卫生与健康大会上的讲话指出,要抓好现代医院管理制度建设,推动医院管理模式和运行方式转变;要显著提高医院管理的科学化、精细化、信息化水平,规范医疗行为,不断提高服务能力和运行效率。2017年《国务院办公厅关于建立现代医院管理制度的指导意见》(国办发〔2017〕67号)提出,要努力实现社会效益与运行效率的有机统一,实现医院治理体系和管理能力现代化。近年来,《管理会计基本指引》《国务院办公厅关于加强三级公立医院绩效考核工作的意见》等有关文件提出医院运营效率要体现精细化管理水平,推进业务和财务深度融合。

2. 实施的基础和必要性 随着政策不断调整,公立医院发展面临严峻挑战,收支规模不断扩大,医教研防等业务活动、预算资金资产成本管理等经济活动、人财物技等资源配置活动愈加复杂,经济运行压力逐渐加大。亟须以公益性为导向,加快补齐医院内部运营管理的短板和弱项,向精细化管理要效益。加强公立医院运营管理,是以新发展理念引领医院高质量发展,落实现代医院管理制度的重要抓手;是深化公立医院综合改革,构建维护公益性、调动积极性、保障可持续的新运行机制的内在要求;是加强供给侧结构性改革,有效提升医教研防等核心业务供给效率的有力举措;是缓解公立医院经济运行压力,提升内部资源配置效率和运营管理效益的重要手段。专科运营助理,正是上述职责的执行者。在专科运营助理制度的推动下,华西医院在资源配置、流程优化、绩效评价、运营创新、项目管理、院科协同和精细化管理等方面取得了显著成绩,服务效率和运营质效得到极大提升,彰显出职业化、专业化的医院运营管理队伍在医院改革与发展中的重要作用。

专科运营助理为医院的区域协同发展战略提供了保障。在华西医院医联体建设中,运营助理作为外派管理团队的主力成员,帮助合作医院构建运营管理体系,进一步提升合作医院运营管理水平。按照发展趋势,专科运营助理队伍将获得更大发展空间,变得更加壮大,成为职业化医院管理的主力军。

2002年华西医院的床位数迈过3000张的门槛,临床科室和职能部门分别达到38个和25个。科室独来独往,有些"跨界"的院内事务便无人理睬。这些问题出现的原因有两点:①患者的绝对量增加;②院内就诊流程不合理。要把院内所有科室拧成一股绳,整合临床服务部门势在必行。因此华西医院将台湾长庚医院的做法"华西化",组建"运营管理部":一是推动临床机构之间以及与职能部门之间的横向沟通;二是担纲自下而上的反馈者;三是扮演医院"发展和改革委员会(简称发改委)"的角色,发现问题并组织各部门协同改革。2004年,运营管理部"落户"华西医院,由院长石应康直管。

华西医院运营管理部拥有一支经过专业化培训、隶属于医院、服务于科室的横向枢纽式的运营管理团队—专科运营助理。在贯彻医院战略方针的前提下,专科运营助理充分发挥功能,对医院运营管理相关活动进行评估与建议,创新运营管理模式,实施跟踪与后效评价,以不断提升医院运营质效。

(二)案例实施内容

1. 建设目标 华西运营管理部于2004年成立,以"沟通,服务,创新"为宗旨,是隶属于医院、服务于科室的横向、枢纽式运营团队,下设运管科和经管科。部门在符合医院战略方针的前提下,对医院的资源配置进行评估与建议,并实施跟踪与后效评价。通过进行各种专项管理,提升医院服务效率。部门历经十多年开拓创新,已然成为医院精细化管理的重要纽带。运管科负责在日常的运营管理中,实时监控,及时发现院、科不同层级的运营问题并予以改进,持续优化流程,体现服务意识。在院、部、科各层面建立良好的信息交流、沟通与反馈机制,以项目方式推进运营创新。经管科着眼精细化成本核算与控制、经营分析与绩效分配。

通过后效评价,及时、客观、真实地反映院、科经营的成果与问题,为医院经营管理提供资料、数据和决策建议。

2. 实施方案

(1)目标管理精细化 目标管理精细化包括年度事业发展目标精细化与年度目标考核指标精细化。华西医院每年与四川大学签订目标责任书,科室与医院签订目标责任书。2015年,年度事业发展量化指标体系包括学科发展、医疗、教学、科研、综合管理5个维度,下设19个一级指标,60个二级指标。年度目标考核量化指标包括医疗、教学、科研、综合管理4个方面,力图实现高标准、高质量、高效率落实的目的。

此外,华西医院尝试将量化指标体系或将教学、科研与临床结合起来,以更好地发挥一致性和导向性。

（2）基础管理精细化　将信息系统与资源计划有机整合。同时将基础管理落实到每一环节中。例如，针对医务人员不在岗问题，华西医院制定了多环节的质量控制制度。由医院领导带队，分别进行夜间查岗。行政查岗由医疗院长负责，护理部由护士长进行夜间查访等。

（3）资源配置精细化　华西医院从资源配置流程与标准、人力资源、岗位配置、设施设备、空间床位5个方面对资源配置进行精细化管理。具体举措包括以"六个全覆盖、六大人才工程"为导向机制建设一流团队、实施分层级岗位管理、构建医疗组长负责制的医疗模式、以岗位价值为依据实施分类绩效分配等。

（4）成本管理精细化　成本管理精细化主要体现在预算管理成本控制，成本核算及病种核算，药品、材料的成本控制，医院、科室、医疗组运营分析4个方面。2014年华西医院对医疗项目进行精细化分析发现，院内现有医疗项目中近一半项目处于超支状态；进一步分析发现，其中诊察费、护理费、手术费等费用均处于超支状态。基于此结论，医院可以要求物价局进行调价。

（5）后勤保障精细化　在后勤保障方面，华西医院从能耗监测平台建设、工程管理、采购分担制度、高值耗材溯源管理、建立巡检机制与维修首问责任制、建立一键式报警机制等方面着手。通过对后勤保障进行精细化管理，华西医院的业务量不断增加，能耗不断减少。

（6）质量管理精细化　质量管理精细化主要体现在流程管理精细化、医疗质量管理精细化、病种管理精细化、医疗技术管理精细化、医疗安全管理精细化5个方面。华西医院质量管理注重实施分级授权，对医疗组长、住院总医师、住院副总医师等进行授权。同时，华西医院非常重视对不良事件的管理，提前介入，以防止医疗纠纷增加。

此外，华西医院运用信息技术支撑合理用药，强化用药环节管控，其间，充分发挥临床药师的应有职能。

3. 实施过程　从成立之初，运营管理部参与组织了多项医院精细化管理专项工作，包括门诊运营、住院运营、急诊运营、重症医学病房（ICU）运营、手术运营、医技运营、日间手术管理、入院服务中心管理、平均住院日管理、绩效改革等。

同时持续在医院区域医疗协同发展战略上发力支持，如指派助理骨干至基层联盟医院出任院长助理，为基层医院提供先进的管理思维及方法。通过结构调整、业务梳理、流程改造、人才培养等方面的创新，引进科学的管理服务理念，提升基层医院的医疗服务水平。四川大学华西医院在改革的实施过程中展现了坚定的决心和卓越的创新精神。

首先，2004年，医院建立了运营管理部，这个举措具有开创性意义。该部门不仅负责医院和科室的运营管理，还用科学的方法解决问题，不断完善管理机制。这个举措使医院管理变得更趋向科学、专业和精细，被同行誉为医院的"总参谋部"或"发改委"。

其次，医院推出了华西派"品管圈"管理理念，建立了一种自下而上、广泛参与、高度民主、实践性强的管理模式。这一模式激发了员工参与医院管理的热情，使他们有机会发现问题、找出原因，并组织有共同兴趣的人来解决问题。这种做法不仅在医院内部建立了长期有效的机制，还在全国范围内赢得了多个奖项。

再次，医院构建了以岗位管理为核心的人力资源管理体系，并详细划分了各职系的级别。这个体系的建立为医院的人力资源管理提供了更多的灵活性和科学性支持。接下来，医院率先在国内实施了以资源为基础的相对价值比率（RBRVS）外科医师绩效分配和内科医师绩效分配改革，将医师的绩效与资源投入和治疗难度相结合，激励医师提供更优质的医疗服务。这一改革对医院各个学科的发展和医师积极性的提升都产生了积极的影响。此外，医院成立了医院管理研究所，与四川大学商学院展开合作，共同推出了国内首个医院管理MBA项目。这个项目不仅强调理论教育，更注重实际技能培训和案例分析，培养出一批医药卫生领域的实战型中高级职业管理人才。截至目前,该项目已成功培养了数千名医疗卫生职业管理人才,其中有许多人在医院和其他医疗机构担任重要领导职务,为医院管理水平的提高和人才培养做出了重要贡献。

最后,医院在2010年率先试点了医院与社会资本"全托管"合作模式,这一举措在国内首开先河。这个新模式为医院的发展提供了全新的思路,不仅促进了医院的扩张,也提高了医疗质量,同时也为公立医院的改革提供了有益的经验和借鉴。

总而言之,四川大学华西医院通过建立新部门、推出创新理念、构建新型管理体系、实施绩效分配改革、开展人才培养项目以及尝试新的合作模式等一系列举措,为医院的可持续发展和医疗服务质量提高付出了努力,做出了突出贡献。这些举措充分展现了医院的前瞻性和创新性,使其在国内医疗领域中成为榜样。

(三)结果成效

四川大学华西医院通过一系列运营改革举措,收获了令人瞩目的多方面成就。首先,医院成功提升了医疗服务的质量,使患者获得更及时、更专业的医疗护理,这不仅增强了治疗效果,还提升了医疗水平和声誉。其次,通过资源的更有效配置,包括人力、财力、物资和设备资源的优化,医院提高了运营效率,减少了资源浪费,提升了在竞争激烈的医疗市场中的竞争力。此外,医院的管理得到了科学化、专业化和精细化的提升,管理部门的设立和精细管理方法的应用有助于更好地发现和解决问题,提高了整体管理水平。同时,推出的"品管圈"管理理念激发了员工参与医院管理的积极性,员工参与问题的发现和解决,有助于凝聚员工团队,改善医院内部文化。医院还率先在国内实施了RBRVS和DRGs绩效分配改革,通过将医师的绩效与资源投入和治疗难度相结合,激励医师提供更优质的医疗服务,对医院学科发展和医师的积极性产生了积极影响。此外,医院通过医院管理研究所和医院管理MBA项目培养了一批实战型中高级职业管理人才,为医院管理水平的提升和人才培养做出了重要贡献。最后,医院试点了医院与社会资本"全托管"合作模式,为医院的扩张和医疗质量提高提供了新思路,同时也为公立医院的改革提供了有益的经验。这些成果不仅反映了医院的领导力和创新能力,还使其在国内医疗领域中成为典范。医院科室运营管理改革在四川大学华西医院具备扎实的基础和紧迫的必要性,涵盖多个关键领域。

首先,这项改革为医院实现高质量发展提供了坚实的基础。通过着力提升医疗服务的质量和效率,医院能够满足患者日益增长的期望,同时在竞争激烈的医疗市场中站稳脚跟。高质量的医疗服务不仅有助于患者的健康,还在医院的声誉建设方面起到了关键作用。其次,合规性是改革的另一重要考虑因素。在医疗领域,合规性至关重要,可以降低法律风险。科室管理改革确保医院的管理活动严格遵守法规,从而降低了可能涉及的法律诉讼和罚款风险。合规性不仅关系到医院的经济利益,还与医院的声誉和可持续性密切相关。资源优化是医院运营管理的核心任务之一,也是改革的焦点之一。通过改革,医院可以更科学地配置人力、财力、物资和设备资源,提高效率,减少资源浪费。这有助于控制成本,确保医院在有限资源下提供更多的医疗服务,满足患者的需求。数据驱动决策是现代医院管理的趋势,科室管理改革重视了这一方面。通过充分利用数据分析和信息技术,医院可以更智能、更精确地做出管理决策。这有助于医院更好地分配资源,优化运营流程,提高医疗服务的质量和效率。改革还致力于优化患者体验,这包括改善就诊流程、减少等待时间、提供更友好的服务等方面。通过提升患者的满意度和忠诚度,医院可以吸引更多的患者,并促进口碑传播,进一步提升竞争力。在经济运行方面,改革有助于缓解医院的经济运行压力。这包括控制成本、提高资源配置效率和管理效益。经济运行的改善对于医院的可持续发展至关重要,有助于确保医院能够长期稳健运营。绩效评价体系的建立是改革的另一关键方面。通过建立科学合理、公平公正、客观可量化的绩效评价体系,医院可以持续提高医疗服务的质量和管理效益,满足患者的需求。最后,引入具有专业背景的管理人才,如医学、护理、法律等,提升了医院管理的职业化和专业化水平。这使得管理更具针对性和专业化,更好地满足医院的需求,确保医院能够适应不断变化的医疗环境。

总而言之,四川大学华西医院科室运营管理改革的基础和必要性得到了多方面的充分体现。这一综合改革有助于医院在竞争激烈的医疗市场中持续高质量地提供医疗服务,同时确保资源的有效利用和财务的可持续性。这将为医院的长期发展和患者的整体体验提供坚实的基础。

(四)经验总结

从华西医院的管理改革中,我们汲取了宝贵的经验。首先,精细化管理在各个方面都彰显了其关键作用,无论是目标管理、资源配置、成本控制还是质量管理,都需要我们精心细致地加以管理,以提高效率、降低成本、确保质量,并最终实现目标。其次,明确的目标责任制度。通过签署目标责任书,在医院与科室之间建立了清晰的责任关系,从而确保每个部门和个人都对医院的发展目标负有责任,这有助于整体协作和执行力的提升。信息系统的整合在基础管理精细化中扮演着关键角色,它有助于更好地管理数据和信息,提高了管理决策的科学性。再次,资源配置精细化管理强调了对各种资源的仔细分析和管理,包括人力资源和设施设备,确保资源的最佳利用,提高了效率。成本控制和核算也备受强调,有助于更好地了解和控制开支,以确保财务健康。后勤保障方面的改进通过能耗监测、工程管理等方面的升级,提高了后勤支持的效率,确保医院运行顺畅。最后,质量管理的高标准在医院内外均具有重要意义,对患者安全和医疗质量保障的重视有助于提高医院的声誉和患者满意度。这些宝贵经验将对改进医院管理、提高医疗服务水平和确保医院的可持续发展产生深远的指导作用。

案例6:A医院儿科发展调研

(一)背景介绍

A医院儿科共有14个病区,医护共计557人,其中医生173人,护士384人。核定床位594张。各院区具体情况如下。

1. 甲院区

儿科一:专业方向为儿童神经系统疾病。医生16人(正高3人,副高2人),护士21人。核定床位71张,2021年床位使用率89.89%,2022年床位使用率54.44%。2021年月人均奖金13 589元,2022年月人均奖金7389元。

儿科二:专业方向为儿童心血管疾病。医生11人(正高1人,副高4人),护士15人。核定床位47张,2021年床位使用率90.00%,2022年床位使用率58.30%。2021年月人均奖金12 623元,2022年月人均奖金7585元。

儿科三:专业方向为儿童血液肿瘤疾病。医生21人(正高3人,副高3人),护士31人。核定床位71张,2021年床位使用率106.27%,2022年床位使用率100.29%。2021年月人均奖金13 818元,2022年月人均奖金15 001元。

儿科五:专业方向为儿童血液肿瘤疾病。医生12人(正高2人,副高3人),护士19人。核定床位32张,2021年床位使用率146.56%,2022年床位使用率114.76%。2021年月人均奖金4545元,2022年月人均奖金8786元。

儿科六:专业方向为儿童呼吸系统疾病。医生9人(副高1人),护士10人。核定床位21张,2021年床位使用率127.33%,2022年床位使用率87.01%。2021年月人均奖金14 257元,2022年月人均奖金9830元。

PICU:医生17人(正高1人,副高3人),护士51人。核定床位43张,2021年床位使用率97.43%,2022年床位使用率73.41%。2021年月人均奖金15 784元,2022年月人均奖金10 018元。

NICU1：医生13人（正高1人，副高1人），护士54人。核定床位65张，2021年床位使用率81.10%，2022年床位使用率67.66%。2021年月人均奖金11 578元，2022年月人均奖金7833元。

NICU2：医生10人（正高1人，副高1人），护士43人。核定床位40张，2021年床位使用率60.73%，2022年床位使用率62.17%。2021年月人均奖金8407元，2022年月人均奖金7018元。

2. 乙院区

儿科一：专业方向为儿童呼吸系统疾病。医生11人（正高1人，副高1人），护士14人。核定床位40张，2021年床位使用率122.05%，2022年床位使用率87.13%。2021年月人均奖金16 219元，2022年月人均奖金10 294元。

儿科二：专业方向为儿童肾脏及风湿免疫系统疾病。医生11人（正高1人，副高1人），护士16人。核定床位42张，2021年床位使用率127.69%，2022年床位使用率83.91%。2021年月人均奖金15 973元，2022年月人均奖金10 785元。

PICU：医生18人（正高1，副高4人），护士23人。核定床位21张，2021年床位使用率116.44%，2022年床位使用率84.50%。2021年月人均奖金16 640元，2022年月人均奖金11 145元。

NICU：医生13人（正高1人，副高3人），护士48人。核定床位36张，2021年床位使用率104.97%，2022年床位使用率87.43%。2021年月人均奖金15 688元，2022年月人均奖金10 518元。

3. 丙院区

小儿内科：医生11人（正高2人，副高2人），护士12人。核定床位44张，床位使用率59.83%，月人均奖金4081元。

NICU：医生4人（副高2人），护士21人。核定床位21张，床位使用率28.53%，月人均奖金1176元。

（二）A医院发展儿科SWOT分析

1. 内部环境

（1）优势（strengths）　①教学、师资力量强大；②科室具备基因检测、筛查能力，可开展新业务（如母婴同室、遗传代谢病筛查、基因筛查）；③科室具备开展先天性心脏病介入的技术实力及人员储备；④相同治疗效果下，费用比中医治疗低；⑤本院患者信任度高，群众基础好；⑥本院成人专科较为成熟、发展较快、综合实力强，在一定程度上可以带动儿科相关专业的发展。

（2）劣势（weaknesses）　①科研基础薄弱，申请科研经费困难；②院内不同科室间转诊不畅；③新业务开展困难（场地、设备、材料）；④设备数量少且年久失修；⑤宣传力度不够，知名度不高；⑥患儿无法清晰表述，病情不稳定且变化快，稍有不慎就会发生严重后果，医患关系易被激化，增加了医生诊疗难度。

2. 外部环境

（1）机遇（opportunities）　①国家政策支持，国家卫生健康委《关于印发健康儿童行动提升计划（2021—2025年）的通知》提出要加强统筹协调，为健康儿童行动提供更加有力的政策投入保障、组织管理保障和体系建设保障；②新生代父母消费观念发生转变，儿童产业链的重心也从之前的饮食娱乐逐步转向了如今的教育及医疗保健，更关注儿童全方位的发展。

（2）威胁（threats）　①周围有儿科专科医院，专业的门诊布局、接转诊团队和就诊流程，造成一定程度的患者外流；②地市级医院儿童专科趋于完善，分流了部分患者；③受外部社会大环境影响，整体生育率降低，造成儿科患者相应减少，势必影响到儿科未来的发展；④儿童疾病谱发生了显著变化，过去的罕见病（如肿瘤、白血病等）不断增多，给医护人员带来了新的挑战，对医疗技术的要求越来越高。

(三) A 医院儿科发展对策建议

1. 形成管理合力

（1）完善管理层设置，形成统一的管理核心 各专业或病区管理思路和解决问题的能力不尽相同，不能有效解决发展瓶颈。建议形成统一的管理核心，集中力量谋发展。

（2）形成统一的医院资源管理与调度体系 一是要根据医院实际运营情况，结合绩效考核评价结果，对各病区的床位数、诊室数、设备数和人员配置等资源进行综合规划与管理，充分论证后进行合并、分拆和改造。二是医院应将仪器设备整体布局、统一管理，使设备不局限于某一科室，有效调度仪器设备，提高仪器设备使用率。三是应加强科研方面的投入，提供适宜的科研场地，培养儿科师资力量和科研骨干人才，挖掘科研潜力，开展儿科临床研究。

（3）形成统一多元的医院发展模式 根据儿科发展特点，试行大门诊小病房模式，强化门诊功能。优化医院内部各专业及检查检验部门的就诊流程，提供全流程效率化、规范化、个性化的儿童就医服务。应建立亮点突出、统一规范的宣传模式，借助医院影响力，积极推动儿科相关专业的宣传，加强市县级医院（专科、专业）联动，提高转诊量。同时在医院内部积极参与多科室会诊，加强与其他科室协调合作。

2. 加强政策支持

（1）医院层面应对新项目、新技术、新业务等给予明确的政策及审批流程支持。以先心介入项目为例，科室曾尝试开展该项目，但因流程烦琐且缺少针对儿童的导管材料，致使该项目停滞。应积极支持医院建立多学科团队（multidisciplinary team，MDT），持续促进其提高医疗效率和医疗质量。同时，给予儿科急诊绿色通道政策，设置儿科专用救护车，或优先安排儿科急诊患者，缩短儿科急诊响应时间，从而减少患者流失。

（2）另外，需进一步完善绩效考核政策，结合儿童医院发展规划和专业特色，设置具有儿童医院发展特色的考核评价指标，如门诊服务量、接诊率、转诊率等，鼓励和刺激儿童医院各专业的良性互利发展。

案例7：医疗设备共享中心建设探索

（一）背景介绍

1. 政策背景

国家卫生健康委办公厅发布的《关于2020年度全国三级公立医院绩效考核国家监测分析情况的通报》和《关于2020年度全国二级公立医院绩效考核国家监测分析情况的通报》显示：2020年，全国20个省份医疗盈余为负，占比62.5%。在医院的运营过程中，医疗设备在现代医学中是诊疗、护理、保健的重要辅助手段，能够有效提高医护人员的工作效率和医疗效果。但医疗设备价格普遍较贵，其购买、维护和管理成本较高。国家卫生健康委发布的《大型医用设备配置许可管理目录（2023年）》（国卫财务发〔2023〕7号）指出：2023年版目录是国家卫生健康委员会在全面梳理大型医用设备配置管理工作，并结合医院实际，严格把握配置标准、合理控制规划数量的基础上制定的。

《国务院办公厅关于推动公立医院高质量发展的意见》（国办发〔2021〕18号）和《关于加强公立医院运营管理的指导意见》（国卫财务发〔2020〕27号）指出，要强化成本控制，争取以合理的成本费用获取适宜的运营效率。因此，管好用好医疗设备，提高医疗设备的使用效率，最大限度地为医院降低成本，提高医院的经济效益和社会效益，对医院的高效运营有着举足轻重的作用。

当前公立医院的医疗设备大多数采用的是"谁购买，谁使用"的管理模式，因此经常会出现设备重复购买的情况。同时，随着医疗设备的持续更新，临床科室为扩大业务范围和提高业务水平，不断产生购买新医疗设备的诉求，而那些使用效率不高、使用时间不长、未达到报废年限的医疗设备会被提前淘汰,由此造成大量医疗资源浪费。为更好地挖掘医疗设备价值,提高医疗设备的经济效益,建立公立医院医疗设备共享中心势在必行。

2. 医疗设备使用中存在的问题

(1)购置医疗设备的前期调研不充分,导致购买后利用效率不高　公立医院绩效管理为各科室独立核算,临床科室的设备购置费、维保费、折旧费都由科室自己承担,所以科室的设备由科室提出购买申请,然后由医院的采购部门负责招标采购。因前期的调研、论证不够充分,导致医疗设备购买后的利用效率不高,闲置情况明显,无形之中造成医院的资源浪费。

(2)绩效较差的科室不愿意购置新的设备　设备的购置费、维保费、折旧费最终都由科室自己承担,考虑到科室自身绩效较差,如果购置设备会进一步增加科室的运行成本,所以此类科室购置设备意愿不强。这就会造成该科室需要做的检查或治疗不能及时做,无法满足患者的需求,导致患者流失,从而进一步影响科室的发展和学科的进步。

(3)科室之间借用设备缺乏标准流程和制度约束　首先,设备不足的科室在对设备需求量大的时候只能靠借用其他科室的设备来维持科室的正常运转,在不了解其他科室设备使用情况时,需要与拥有该设备的科室逐一联系,增加人力成本和时间成本;其次,借用设备的科室如果使用完未能及时归还,就会影响拥有设备的科室正常使用,打消科室共享设备的积极性。长此以往则会对临床科室高效运营和患者就诊体验造成不容忽视的影响。

(二)医疗设备共享思路

1. 组建医疗设备共享中心　目前,虽然资源共享在国内已经被广泛应用,如共享单车、共享充电宝、共享租车等众多的共享应用,但我国医疗设备共享的发展仍处于起步阶段。结合医院实际成立由医院医学装备部牵头,运营管理部、医务处、护理部、财务处、信息处、后勤处等部门共同组成的医疗设备共享中心。各部门分工协作、各司其职,医学装备部负责统一管理、统一调配和统一维护,运营管理部负责流程优化、效率管控和成本控制,医务处负责监督使用规范性,护理部和信息处负责全面摸排登记和信息化支持,财务处负责设备购入费用控制和租借收入确认,后勤处负责后勤保障和电梯运转绿色通道。

2. 确定共享设备范围　我国医疗设备共享的发展仍处于起步阶段,公立医院的医疗设备共享应将共享的范围给予明确界定:设备具有操作单一、检测结果准确率高、设备使用效果明显等特征。如血常规、血脂、免疫项目、呼吸机等,操作相对方便并且可以迅速解决实际问题,切实提高效率的同时尽量减少误差,方便后期相关部门的绩效评价。

3. 规范共享设备购置　医疗设备共享中心应出台明确的设备购置规定。首先,科室的设备购置需列入年度购置计划,计划以外的设备必须严格管控。其次,花钱必问效,无效必问责。设备购置之前还应由设备共享中心进行调研,对现有的该类设备进行评估,判断该科室现有的该类设备是否能够满足该类医疗需求。设备购置以后应该由专门的管理小组对科室购置的设备进行跟踪管理,了解设备的使用情况、维保情况等,避免设备购置后闲置,造成医疗资源浪费。

4. 共享设备信息录入　通过设备管理信息系统对医疗设备进行全流程追踪管理。医疗设备共享中心对全院临床科室的医疗设备进行地毯式摸排,逐一录入设备管理信息系统,录入信息包括设备的规格、型号、类型、维保时间、启用时间、报废时间和所属科室等基本信息,并生成二维码贴附于设备外侧。每台设备的二维码(或芯片)都是唯一的,嵌入系统后实行动态更新,在设备管理信息系统中可随时查看每台设备的基本信息和当前状态。录入系统的资产所有权和受益权归原科室所有,管理权和调配权归医疗设备共享中心所有。

5. 共享设备租借规范　当科室有设备使用需求时,只需打开设备管理信息系统进入"设备借用"模块进行申请。以呼吸机为例,有呼吸机借用需求的科室A医生,打开设备管理信息系统,进入

"设备借用"模块,所有呼吸机的基本信息和当前状态都会呈现出来,可借用的呼吸机的当前状态会以特殊颜色显示,科室A医生可以从这些设备中选择所需的呼吸机规格型号,与医疗设备共享中心进行确认,确认可借用后,在系统中将该呼吸机与自己的科室及患者信息绑定,注明借用时间、归还时间等信息,即可完成借用手续,到指定位置取用呼吸机。当使用完毕时,同样可以在系统中提交归还申请,并将仪器归还到指定位置,医疗设备共享中心对仪器进行检查,确认仪器正常即可完成该次借用程序。

6. 共享设备收费标准 以呼吸机为例,共享呼吸机每小时的收费标准由设备购置金额、折旧金额和维保费用来决定。一台呼吸机的市场价值普遍在1万~5万元不等,以均值3万元来计算,假设维保费用1500元/台,折旧年限为5年,平均每天工作时长为8 h,详细的计算公式如下。

共享呼吸机每小时折旧金额=单台设备购置金额÷折旧年限÷12个月÷30 d÷平均每天工作小时数。

因此,共享呼吸机每小时折旧金额=30 000÷5÷12÷30÷8=2.08元。

共享呼吸机每小时维保费用=单台设备年维保费用÷12个月÷30 d÷平均每天工作小时数。

因此,共享呼吸机每小时维保费用=1500÷12÷30÷8=0.52元。

按以上公式计算得出:单台共享呼吸机每小时租借费用为2.08+0.52=2.6元。

(三)共享医疗设备经济效益分析

1. 医疗设备出租科室收益分析 假定设备出租科室收益在盈亏保本点上浮10%,考虑上浮此标准的原因为药品加成和耗材加成的平均值。那么(药品加成+耗材加成)÷2=(15%+5%)÷2=10%,即医疗设备出租科室单台共享呼吸机每小时租借费用为2.6×(1+10%)=2.86元/h。假定以每天使用时长为12 h进行计算,那么单台设备每月闲置时间的收益=单台共享呼吸机每小时租借费用×12 h/d×30 d,即医疗设备出租科室单台设备每月闲置时间的收益=2.86×12×30=1029.6元。

2. 医疗设备租借科室收益分析 根据政府物价部门的收费标准,有创呼吸机的收费标准为10元/h,无创呼吸机的收费标准为7元/h。以无创和有创呼吸机收费标准的均值作为共享呼吸机每小时收费标准,即:共享呼吸机每小时收费标准=(有创呼吸机每小时收费标准+无创呼吸机每小时收费标准)÷2。

共享呼吸机每小时收费标准=(10+7)÷2=8.5元。

那么,共享呼吸机每小时净收益=共享呼吸机每小时收费标准–共享呼吸机每小时租借费用。

共享呼吸机每小时净收益=8.5–2.6=5.9元。

以呼吸机平均工作负荷为50%,即每天使用时长为12 h进行计算:

共享呼吸机每天为科室带来的收益=共享呼吸机每小时净收益×每天工作时长。

共享呼吸机每天为科室带来的收益=5.9×12=70.8元。

以共享呼吸机每月租借30 d进行计算:

共享呼吸机每月为科室带来的收益=共享呼吸机每天为科室带来的收益×租借天数。

共享呼吸机每月可为科室带来收益=70.8×30=2124元。

本着"谁投资,谁受益"的原则,所有的医疗设备通过共享中心租出所产生的收入归设备所有权科室所有。

(四)经验总结

建立医疗设备共享中心对公立医院来说是"一举三得"的重要创新,不仅能减少医院不必要的设备支出,使闲置的医疗设备得到充分利用,提高医疗设备的利用效率,还能使医疗设备不足的科室方便快捷地租用到需求的医疗设备,拓展了科室的救治能力,同时还能为临床科室带来一定收益,有效激励临床科室进行医疗设备共享,实现医院、科室、患者和社会多方的共赢。

但是,在建设医疗设备共享中心时也可能存在一些问题,如租借方不能按时归还设备。当租借方对设备的使用需求量较大时,可能会出现一个患者使用结束后,直接给另外一个患者使用的情况,由此可能造成出租方无法正常使用设备。因此,在共享设备的借还流程上应作出明确的规定,为设备共享中心的高效运营提供完善的制度保障。

(张冬青　郑胜男　陈英博)

第二章　医院财务管理

第一节　医院财务管理概述

一、医院财务管理的基本概念及管理体制

(一)医院财务管理的基本概念

财务管理指在一定整体目标的指导下,对资产购置、现金流量以及利润分配等各个方面所开展的管理工作。医院日常工作内容较为复杂,财务管理则是其中一项十分关键的内容。具体来说,公立医院财务管理主要包含对医院资产进行控制、分配与筹集等内容,其目的是实现自身的财务管理目标。医院财务管理是对医院有关资金的筹集、分配、使用等财务活动所进行的计划、组织、控制、指挥、协调、考核等工作的总称,是医院管理的重要组成部分。

自2019年1月1日起,政府会计制度在全国各级各类行政事业单位全面施行,各公立医院将不再执行《医院会计制度》。《政府会计准则》《政府会计制度》《关于医院执行〈政府会计制度——行政事业单位会计科目和报表〉的补充规定》和《关于医院执行〈政府会计制度——行政事业单位会计科目和报表〉的衔接规定》共同构成公立医院政府会计制度体系。

(二)医院财务管理的管理体制

医院实行"统一领导、集中管理"的财务管理体制。公立医院的财务活动在医院负责人及总会计师领导下,由医院财务部门集中管理。

二、医院财务管理的基本原则及主要任务

(一)医院财务管理的基本原则

医院财务管理的基本原则是:执行国家有关法律、法规和财务规章制度。坚持厉行节约、勤俭办事的方针,正确处理社会效益和经济效益的关系,正确处理国家、单位和个人之间的利益关系,保持医院的公益性。

(二)医院财务管理的主要任务

基于以上原则,医院财务管理的主要任务有以下几点。

(1)贯彻国家财税政策、法规,结合具体情况建立规范的财务模式,加强经济管理,建立健全财务核算制度。促进财务管理良性循环,不断优化和完善财务管理服务内容。

(2)编制和执行财务综合预算、决算、财务收支计划,评估和防范银行账户管理、往来款项管理、政府采购与资产管理中的各类风险与隐患,拟定资金筹措和使用方案,搭建管理服务平台,细化管理服务流程,保障医院各项活动的有序进行,有效地使用资金,真实反映财务状况。

（3）完善会计信息处理，加强经济活动的财务控制和监督，防范财务风险，利用财务会计资料进行经济活动分析。利用现代化信息技术手段，合理定位并构建"覆盖全面化、管理规范化、运用全时化、处理系统化、全程可溯化、资源一体化"的智慧财务会计系统和财务微信公众服务系统，加快财务会计资料的获取速度，提高会计核算水平，强化会计信息的深度与广度，在充分反映医院财务状况和经费收支情况基础上，为财务风险预警和大数据风控等提供共享财务信息。

（4）参与研究、审批医院内有关财务经济事项，上报、下发有关财会、经济管理等方面文件。强化内部控制监督，提升决策支持能力，实现医院财务的可持续发展。

（5）整合配置医院资产资源，加强国有资产管理合理配置和有效利用，维护国有资产权益。增强医院的资源统筹能力和财政保障能力。

（6）医院财务部门对医院财务机构和岗位设置、人员配备、会计核算等提出方案。负责选拔、培训和考核医院内的财会人员。切实担负起创新财务管理服务、提升服务能力与水平的使命。

三、医院财务管理的主要内容

随着医院的经营与发展，现代企业管理理论的不断完善，公立医院机制体制不断健全，医院面对财务管理的挑战也不断增加，对医院财务管理提出了更高的要求。医院的财务管理是医院管理的重要组成部分，医院的财务管理工作需要对医院的经济活动进行有效的计划、组织、指导和监督，确保医院财务的稳健运行，提高资金使用效率，促进医院高质量、可持续发展。医院财务管理主要包括以下内容。

（一）医院收入管理

对于医院的财务内部工作而言，收入控制有着十分重要的作用。医院收入是指医院开展医疗服务及其他活动依法取得的非偿还性资金。收入管理是医院财务管理的重点内容，包括收入核算、收入控制和收入分析等方面。医院的资金收入，主要来自4种途径：一是提供诊疗业务中获得的医疗收入；二是对医院及有关主管部门的国家财政资金支持和地方财政资金补助等；三是科教项目收入；四是社会捐助，以及其他收入。从宏观层面看，医院的收入可以分为国家财政拨款、科研基金、日常经费和其他渠道收入，这也使得医院的收入来源组成变得十分复杂，医院收入管理工作复杂性和难度明显提升。

（二）医院支出管理

医院支出管理是医院财务管理中的核心部分。医院的各项支出需要严格遵循《中华人民共和国会计法》和其他相应财经法规政策，保障支出票据记录的相关内容完整、合法且真实，不得随意进行涂改。为强化财务支出控制管理，财务人员需要针对医院费用的支出等严格进行检查，确保经济和业务费用逐渐朝着合理化方向发展。医院的资金支出使用方向主要有购买医疗设备、购买卫生材料、支付医疗卫生人员的薪金报酬等。医院的支出管理工作需要在充分考虑医院整体业务情况的基础上与信息化相结合，提升业务开展效率和质量。结合医院现有的资金以及财务项目资金，设计相应的报销审批流程，确保有效降低各类无预算审批以及跨级审批行为所导致的财务支出风险。

（三）会计核算管理

在新政府会计制度在全国各级各类行政事业单位全面施行的背景下，医院运用"双功能"与"双基础"的新型核算方式。换句话讲，在会计核算工作中，将预算与财务有机整合，共同处理会计信息。同时，在会计核算基础上，同时使用收付实现制和权责发生制，全面、完整反映医院内部财务状况。会计核算中，医院需要提高会计核算的可行性与合理性，以有效满足社会医疗需求。同时，在制订会计核算方案时，也要与医疗工作人员收入和医院发展现状有机融合，切实提升会计核算工作的有效性。另外,在管理活动中,物资库和医疗设备采购作为医院会计核算资金占用的关键环节,根据会计核算的重要性原则,医院必须定期检查物资库和医疗设备采购情况,精准掌握各项物资采购情况,提高医疗设备管理水平,合理管控资金流动,尽可能缓解医疗设备库存过多积压,降低设备资金占有率,保证医院资金发挥最大效用。

(四)资产账务管理

资产管理是医院财务管理的基础工作,包括资产购置、资产使用、资产处置和资产清查等方面。医院的资产以各种医疗设备、办公设备和房屋建筑物等为主,尤其是医疗设备和办公设备。医院财产物资按"统一领导、归口负责、分级负责、责任到人"的管理原则,财产物资采购由医院统一进行。财务部门负责医院货币资金、往来账款以及各类资产的账务管理等。资产账务管理包括对固定资产、库存物资(药品、卫生材料、低值易耗品)、无形资产等的账务管理。根据医院持续更新资产管理工作思想,依据医院医疗和办公设备的具体使用状况,医院需要逐渐建立有效的资产管理工作措施和制度体系。对医院资产管理的具体内容、工作职责等提出更加明确的要求,以确保各部门持续提高资产管理工作的效率。

(五)医院机构内部价格行为管理

运用物价管理是优化医院管理的手段,也是医院对经济行为把控最为有效的方式。医院物价管理具体是指对医院医用耗材、药品和医疗服务项目收费进行监督管理。医院物价管理部门在指导、执行和监督医疗收费过程中,能及时发现和纠正问题,确保医疗收费的科学性、合理性,必要时向上级物价管理部门提出整改需求,为医疗服务项目及其价格的修订提供依据。医院对物价收费管理可以凭借调整诊查费、治疗费等医疗服务项目的价格,对医院因取消药品加成和耗材加成导致收入减少的问题做合理补偿,实现按照结构调整、总量控制的目的,改变医院的收入结构,使技术劳务性收入在业务收入中的比重增加,卫生材料和药品收入的比重减少,保证医院持续性的发展。

(赵进进 何 青 王向楠)

第二节 医院财务管理案例

案例1:外联平台建设

(一)背景介绍

1. 政策背景 随着医改进一步深入,国家关于"互联网+医疗健康""智慧医院"的相关政策陆续出台,对医院信息化系统建设提出了更高的标准。其中面向患者的收费结算服务方面,明确要求构建科学规范的网络支付管理运行机制,医院财务部门统一负责网络支付结算银行账户使用和管理、规范对账和结算管理制度,发展"一站式"医疗结算服务。

2. 医院背景 大型公立医院人流如织,就诊人数井喷。巨大的就诊量和有限的医疗资源让求医问诊成了件并不轻松的事。"排队 2 h,看病 5 min"也成了大家无奈面对的就医常态。在医院一卡通模式应用之前,不少患者有过这样的体验,出门全身是卡,到医院还要再办卡,窗口办卡成为医院排队的第一站。困扰患者的烦恼也是医院亟待解决的难题。且"一院多区"的格局让本不流畅的业务流程更显复杂。

(二)案例实施内容

1. 建设目标 通过建设掌上医院,医院也可以有可移动的微缩版。患者在支付宝的生活服务号上,关注该医院,就能充分享受到互联网给就医带来的便利服务。患者可以提前在网上预约挂号,选择对应科室的医生,在预约时间前去就诊,方便又省时。具体体验无卡建档、就诊卡充值、预约挂号、门诊缴费、住院查询、住院预缴、检验报告单等掌上便携功能,随时随地为患者提供就医服务,打破就医每步必须在医院、每步必先排队的魔咒。

另通过与外联平台对接,患者可以在门诊或住院大厅的自助服务机上,轻松完成发卡、充值、当日挂号、门诊缴费、预约挂号、门诊清单查询、物价查询、满意度评价、报告打印、标签码打印等门诊环节和住院费预存、住院预缴查询、在院明细查询、住院清单打印等住院常规流程,不需要再去医院各个科室反复排队。

在医院的智慧医疗项目里,统一身份介质成了问题的关键。该平台通过全渠道全流程的实名制就医,医院实现了患者健康信息与数据的关联与互通。新的患者可使用身份证、银行卡、医保卡、居民健康卡,在自助设备、掌上医院或窗口完成签约注册,让其成为就诊卡,免去了重新办理就诊卡的麻烦,同时保证了个人就诊信息的连贯性,多卡合一的身份识别模式也减轻了有卡一族的负担。

2. 实施方案

(1)超大业务量的平台化统一服务管理　本次系统建设采用平台虚拟化集群部署,专门设置负载均衡服务器,负责服务器资源使用的监控和调度,保障平台服务器端可用。在网络方面,采用双链路冗余的设计方案,同时接入移动和联通网络,保障网络安全。而平台系统本身也设计了内部服务接口调度管理和服务监控的机制,保障了系统整体运行稳定和数据安全。

(2)多行共建资金归集策略　项目建设首创定制开发了Z行统一收单,实现多行共建资金归集的策略方案。在以往大型医院的银医合作建设中,医院整体建设由多家投资单位单独投资建设,存在多收单场景、多种收单通道,造成医院难以实现服务的一体化管理,财务需要与多个金融机构分别对接管理,而各个服务场景的服务体系不能连续。医院方面的预期建设效果难以实现,同时投资机构的收益也难以保障,并经常需要重复投资升级服务。而本次项目实现的多行共建资金归集策略,首先通过医院外联平台实现医院多院区、多收单渠道、各个收单场景业务收单集中管控;所有的电子化支付资金,包括窗口自助的银行卡支付和各个渠道的微信、支付宝支付,全部先归集到中国银行;然后外联平台根据各个银行的投资比例,清算出各个银行的分配资金;最后银行交易系统通过定制化约束接口,接受医院外联平台的资金划拨指令,并执行资金清算划拨。

多行共建资金归集策略避免了医院为了满足多银行共建的情况,将各业务场景分模块建设,造成不同场景的应用系统形成信息孤岛的情况。医院可以从全局统筹规划多个院区、多个线下的自助终端、服务窗口、诊间、病区,以及线上的微信公众号、小程序、支付宝服务窗口或其他第三方服务渠道的服务应用。同时统一收单归集模式,简化了医院财务的对账管理,整体上保障医院资金安全。另外,动态的资金归集策略管理,有利于加强医院和银行之间的战略合作关系。最后,按比例的资金归集方式,有利于保障投资银行的投资效益。

(3)"一院多区"一体化数据运营管理　基于医院外联平台的服务整合能力,实现了医院多院区就医服务和财务数据的运营管理。医院外联平台可支持对全院财务业务数据的监控和统计分析,包括各服务场景、各服务入口、各支付渠道的服务频次,业务类型等,为医院管理提供数据运营决策的数据来源支撑。

(4)全场景多厂家智能终端集成　项目实现了门诊、住院以及诊间、药房等各个场景、不同品牌的智能终端的集成。本次集成的智能服务终端包括柯丽尔、汇利斯通的不同规格型号的自助服务终端,同时在其他缴费场景还集成了读卡器、窗口屏等小型的不同类型智能终端。通过不同终端集成方案的灵活应用,适应了不同场景的业务特殊需求,最终实现医院全场景业务流程和服务的升级改造。

(5)医院收费窗口模式创新　项目实施中,联合多个厂家,联合定制了收费窗口升级方案,实现了医院收费窗口的硬件集成和服务流程优化升级。先通过收费业务流程重组,聚合了多种收费方式,并统一规范各种收费票据;再通过协调不同的设备厂家,开放设备驱动,实现收费辅助终端设备的应用共享。

硬件的集成将原来窗口十几个不同类型的硬件设备,最终集成到一台窗口交互屏、一个密码键盘、一个读卡器以及一台打印机。利用软件驱动的集成,用一个热敏打印机,实现窗口收费清单打印、POS收单凭条打印、预交金凭条打印等应用功能,避免以往窗口多个打印设备的情况。采用通过银联标准的多合一读卡设备,整合省市医保卡读卡器、身份证读卡器、就诊卡读卡器,同时整合金融手柄刷卡器和非接触式读卡,最终实现了省市医保密码键盘、银行卡密码键盘的多合一集成。

(6)多种定制化方案实现院内"一站式"结算　根据医院需求,通过医院外联平台聚合了银行、微信、支付宝、医保支付能力,并投射到医院内部具体的应用场景中,实现了院内"一站式"结算。除了常规的自助终端、收费窗口、线上服务渠道外,还为医院定制化开发处方单打印二维码,扫码支付、病区自助出院结算、线上医保脱卡支付的结算方式,从而在医院所有费用发生地的场景中,费用发生地即可实现"一站式"结算,满足了医院患者少跑腿的服务效果。

3. 结果成效　该项目不只在流程优化上下了大功夫,简化了就医过程,在患者较为关心的缴费环节上也有了大的变革,具体的支付方式变得时尚又快捷。患者除了可以在智能自助服务机和移动掌上医院进行自助式缴费外,还能通过独有的窗口收费助手和诊间处方单扫码支付方式快速完成支付,支持微信、支付宝、银行卡等多种缴费方式,为患者打通了秒速支付的快捷通道。

窗口收费助手是传统人工窗口转型升级的一大利器,通过直面患者的小窗口屏,将银行卡、微信、支付宝、其他第三方支付方式统一整合呈现于屏幕上,患者只需一次扫码就能快速完成缴费。处方单扫码支付为诊间的患者提供了手边的支付工具,医生开出处方单后,患者直接扫描单据上的二维码,确认订单后就能支付缴费,完成后可直接进行下一项就医步骤,实现诊疗过程的无缝对接。

4. 经验总结　医院外联平台,是大型医院多院区进行业务统一管理的纽带,在整个智慧医疗项目中发挥了关键性作用。随着医院智慧医疗项目的建设,传统就诊流程完全被颠覆,集多种功能于一身的自助就诊服务为患者提供了全新的就诊方式,周而复始的排队难题也迎刃而解。为患者提供更贴心的优质服务,借助互联网手段改造传统就诊流程,提升患者的看病效率和体验,以达到信息互联互通、系统标准化接入、多院区联动与统一管理的建设目的。

案例2:床旁结算

(一)背景介绍

1. 政策背景　随着医疗改革的深入,国家卫生健康委员会等部门印发了《医院智慧服务分级评估标准体系(试行)》《关于印发进一步改善医疗服务行动计划实施方案(2018—2020年)的通知》等一系列文件,文件要求要结合先进的信息技术及现代医院管理理念,打造包含面向患者的"智慧服务",在相关文件中要指明做好出院、入院服务工作,将患者出院结算准备工作落实好,这样不仅可以减少时间,而且能够提高工作效率。

2. 医院背景　大型公立医院现有传统结算模式流程:医生开出院医嘱→收费结算科审核患者住院期间医嘱合规性→患者(或家属)到收费结算处办理结算手续→再回到病区领取出院带药、正式出院。其中,医生开具的出院医嘱传递至收费处后才可办理出院结算手续,这个过程也消耗时间。床旁结算使得收费结算工作由"被动结算"转变为"主动结算",既体现了"以人为本"的服务理念,又有效地提高了工作效率,且能够减少收费窗口的设置和人员数量,降低人力成本。

(二)案例实施内容

1. 实施方案 床旁结算模式,就是在病房开设一卡通和POS机联用系统,由护士站进行出入院的财务结算。患者无须再重复到住院收费结算窗口,在病房一站式就可完成出入院的办理。床旁结算模式的运行优化了业务流程,将原先住院结算处的工作转移至病区,简化甚至消除非增值的结算环节。

床旁结算针对比较简单的结算开展,住院预交金里包含现金、支票,以及本院职工二次报销,还有出院需补交住院费,均不能在病区进行结算。不符合条件的如有操作,系统会提醒需要去人工窗口进行结算。

2. 结果成效

(1)加强业财融合,提升管理效能 运用床旁结算对业务流程进行改造,本质上是财务对医疗业务部门所提供的一种增值服务,无形中提高的周转效率是对业务系统的有效支持,其通过合理配置院内资源,对医院内部运营能力的挖掘,将临床业务处室和财务部门结合得更加紧密。住院结算工作由窗口移至病区,再通过有效应用让医疗业务处室对财务环节的作用也有了进一步的认识,更加重视和支持医院财务管理工作,从而提升医院整体经营管理的效率和效果。

(2)优化结算环节,节约等待时间 通过床旁结算,患者无须再到住院结算处往返排队等候,结算工作在病区就可以完成,整个出院手续平均只需要10 min。对住院结算流程的优化,极大方便了患者,尤其对于行动不便和无家属陪伴的患者更是在时间和精力方面都得到了节约。

(3)利用信息交互,实现无卡退款和一键退费 在进行床旁出院结算的过程中,患者往往需要进行退款。医院现已实现通过网络专线方式与银行业务系统直接进行业务交互,保存全程交易数据,实现无卡退款的银行资金交易,即住院患者通过银行卡缴纳预缴金,出院时有余额的,无须带多张银联卡即可进行实时退款,而且患者不需要保存原始单据,进一步简化了患者办理出院结算的流程。同时医院配套开展出院结算一键"退费服务"。在结账时,由信息系统自动判断患者未做的医疗项目费用,并将住院退费流程的五步优化为一键,退费成功时长从之前的1 h缩短到10 s内,改善患者就诊体验。

(4)前置收费工作,加强患者沟通 利用床旁结算,把医院的财务结算工作与医院提供的其他医疗服务有机地结合在一起,前置了收费结算工作的重心。真正做到"以患者为中心",把财务结算工作从"窗口被动接受"转变为"病区主动服务"。而且通过护士站与患者面对面的沟通,患者就能够获知结算工作以及医保政策的各项信息,有效消除了信息不对称所带来的疑虑,以医院工作者的"小费事"换来了广大患者的"大方便"。这种体现人文关怀的贴心服务,摆脱了原有收费结算工作简单刻板的形象。

3. 经验总结 床旁结算方式能够从医护人员、患者、管理人员等多维度有效提升公立医院整体效能,有效助推医疗领域"最多跑一次"的改革,能够提升服务质量和提高患者满意度,实现公立医院向智能信息化的转型升级。床旁结算的引入优化了结算流程,在患者和医院之间建立了更为顺畅的良性沟通桥梁,极大改善了患者的就医体验,减少因长时间等待等诸多情况给患者造成的困扰。

案例3：科研采购管理平台建设

(一)背景介绍

1. 科研经费使用背景

(1)目前科研用试剂耗材行业较为混乱,传统的代理销售模式造成价格虚高。而科研人员由于无法鉴别供应商资质,也经常收到假货、水货。此外,科研试剂耗材采购始终是科研管理部门监管的薄弱环节。自《关于改进工作作风、密切联系群众的八项规定》出台之后,各高校、医院和研究所都希望能够对试剂耗材采购进行规范管理,同时项目负责人也希望对手下的采购员加以约束。

(2)科研类耗材一般有采购金额小、品种繁多、使用频次高、随机性很强等特点,目前科研类耗材根据科研的实际情况及需要,由科研人员自行采购,采购环节没有进行有效的监督。同时采购种类过多,使用频次过高,对科研人员、审核人员和财务人员都产生很大的工作量,经费支出过程中不能进行有效的监督。再者,未形成"人、财、物"的信息闭环管理,存在经费报销混乱、虚假交易、出入库不符、信息不对称等问题,具有一定的经济风险。

2. 医院背景

该医院是集医疗、教学、科研、预防、保健、康复为一体,具有较强救治能力、较高科研水平和国际交流能力的三级甲等医院。医院要想谋求更大发展离不开科研的支撑,每年大量科研资金的投入是一笔不菲的开支,如何规范管理科研经费,贯彻落实国家"放管服"改革要求,是医院一直在探讨研究的难点。目前医院科研采购行业较为混乱,传统的销售方式价格虚高,导致科研经费浪费。科研试剂耗材采购还因其品种杂、单次采购量低、采购频次高等特点,始终是科研管理部门监管的薄弱环节。针对科研经费使用的问题,医院普遍做法就是单纯加强经费监管,使得制度严了、手续繁了,尤其是经费报账签批周期长、流程复杂、手续烦琐等问题,引发了科研人员的强烈反响。另外,该医院科研信息系统与财务核算系统尚未完成互联互通,医院信息系统整体功能缺少科研经费管理相关功能。

(二)案例实施内容

1. **建设目标** 该医院通过引进第三方科研采购平台,对医院科研类物资采购过程进行有效的监督和管理,科研采购交易行为做到全程留痕、过程透明、责任明晰、效率高;并且在科研采购管理平台上线后,与科研项目管理系统、财务核算系统连接起来,达到科研项目管理、科研经费预算管理、科研耗材采购管理、科研经费使用管理、科研经费支出管理的"人、财、物"信息化闭环全流程管理,形成医院资源管理系统(HRP系统)规划建设中的科研管理模块。

管理平台的上线可以优化科研经费管理,规范科研耗材采购,减少审批流程,提高科研报销效率,节约科研人员时间,让科研人员全身心投入科研事业当中,不再为经费管理问题烦恼;同时职能部门能够实时全程监控,大大减轻库管人员的工作负担,提高监管效率,有效体现国家关于优化科研管理"放管服"精神。

2. **实施方案** 结合该医院实际的科研管理现状和大型综合型医院的特点,确定了该医院科研耗材采购管理平台的发展方向及具体实施方案,引入第三方科研采购平台,通过接口服务打通医院现有科研项目管理、财务核算、科研资金管理等相关信息系统,建立可以让各业务及管理部门共同参与、高效、信息一致的科研项目管理体系,支撑科研项目管理的一体化、精细化、科学化和专业化,全面提升事务流转、业务审批、项目管控的科学性与效率。

采购平台和医院的综合运营系统实现无缝对接,实现科研试剂、耗材的采购线上全流程,课题负责人和管理部门根据权限对科研经费的使用情况实时查询,实现信息共享。具体流程如下:课题具体经办人(简称经办人)采购平台下单→课题负责人审批→系统根据采购需求冻结对应采购额度→供应商接单发货→经办人收货并验收拍照→系统自动出入库→经办人发起结算→课题负责人审批结算额度→月底供应商根据系统采购汇总单开具汇总发票→医院业务部门审核办理医院结算手续→医院财务部门付款。

该医院根据实际情况，目前采购平台基本实现微信小程序采购和微信公众号审批功能、商品拍照验收功能、竞价功能、超时管理功能、统一结算功能等。

(1) 微信小程序采购和微信公众号审批功能是常见的网页端采购审批的补充，使用微信即可随时随地进行采购和审批，极大方便了课题组的采购及审批流程，避免了传统采购方式中负责人因工作繁忙、经常出差无法及时签字审批的问题。

(2) 商品拍照验收功能则要求课题组采购人员在收到商品之后，用手机对商品和验收单拍照，然后上传到系统里面，以备课题组负责人和监管部门随时查看，这样可以有效防范虚假发货的发生。

(3) 竞价功能可以理解为一类简化的招投标，采购人如果遇到在平台搜不到的商品，或者单次采购金额比较高，便可以使用竞价系统。采购人发布竞价需求，公开发布之后全网上万家供应商都可以看到该竞价信息，可以防止串标、陪标的发生。供应商采用投暗标的形式参与竞价，互相看不到报价。采取一轮报价，截止日期过后仅有采购人可以看到所有报价信息。此外，竞价系统有个单价最低中标原则。为了防止劣币驱逐良币，也允许选择不是最低价格的商品，但是需要采购人给出足够的理由。

(4) 超时管理功能是针对个别课题组由于工作较忙可能会忘记验收结算等工作。那么可以配置超时管理功能，当达到设定条件时，则对课题组的账号进行暂时冻结给予提醒，为采购流程的顺利进行提供了有效的保障。

(5) 统一结算功能可以将一个月内不同课题组购买的同一供应商的所有商品汇总成一张结算单，每个月该供应商只需开具一张汇总发票，然后随系统汇总结算单一起交给医院财务经办人。每张结算单上详细注明每笔订单是由哪个课题组的哪笔经费支付的，由财务逐条处理即可。统一结算有效减少了开票报销频次，极大降低了财务部门的工作量。课题组不再参与报销流程，只负责采购验收，有更多的时间和精力投入科研之中。同时也缩短了供应商的回款周期，吸引更多的供应商入驻科研单位，提供更优质的服务。

3. 结果成效 2020年8月各课题组科研用试剂统一到RJ科研采购管理平台采购，不再实行线下采购，均须纳入平台管理。2021年2月根据该医院课题组采购需求及采购平台试用效果，在原有试剂采购的基础上增加了实验耗材、实验动物（包含动物饲料、实验工具、动物实验服务）、测试化验加工类商品的采购，并与财务系统进一步对接，实现自动凭证的自动生成。

采购平台运行以来，取得了较好的经济效益和社会效益。目前，该医院95%以上的科研物资采购都通过平台完成。截至2021年3月底，共完成订单数4363个，采购成交金额2455万元。100余家大型试验材料生产厂家与平台签署了协议价（官方报价六至九折优惠），有效降低了采购成本，且能实时监管科研经费的使用情况。

采购平台通过与财务系统的对接同时也实现前端到账、采购结算、报销等业务数据自动生成财务凭证的业财一体化管理平台，且数据都会永久地保留在系统内，既方便了职能部门随时查看，也方便了在审计的时候随时调取、导出。截至目前共上线科研项目3408个，经费到账并认领703条，科研的自动凭证数4855张。

4. 经验总结

(1) 引入竞争，降低成本　线上商家公平竞争，防止价格虚高。在线采购商品价格透明，节约经费开支。经调研，该医院科研人员在线采购价格不高于既往线下采购价格。平台严格审查供应商资质，保证商品质量，提高科研购买效率。

（2）规范管理，提质增效　信息化手段提高管理效率，减轻科研、管理人员负担。连通医院财务系统、科研管理系统与仓储管理系统等，配合微信端审批、电子签名、电子签章、汇总结算等功能，达到经费预算匹配、财务统一结算、采购全流程无纸化的效果。将医院现有的线下签批改为线上审核签批，最终实现科研经费来款认领、科研经费预算指标下拨、科研经费预算控制、财务自动生成凭证功能，提高财务人员工作效率。让信息多跑路，科研人员少跑路，将科研人员从繁重的财务报销中解放出来，在严守合规底线的前提下实现科研采购"能放尽放"。

（3）闭环管理，阳光采购　通过前端搭建科研电商平台、后台嵌入采购监管系统，将"放管服"的理念贯彻到科研经费管理中，采购下单、订单审批、商家发货、商品验收、出入库和财务结算全流程数据留痕，实现了从采购到报销的一体化闭环管理，杜绝经费报销混乱、虚假交易、出入库不符等问题。垂直的审批权限管理与流程管理体系，根据采购金额、课题和项目归属设置采购审批权限，从采购人员、项目负责人直至医院最高领导、财务部门或科研部门实行全流程监管，保证了整个流程的公开透明、数据化，体现科研经费的阳光采购，符合审计要求。

（4）多维监管、强化内控　科研项目的管理，实现从项目申报到项目立项再到项目验收的全生命周期管理，可以随时统计分析项目到账情况、预算指标、报销状况及剩余金额等信息。全程记录并查询资金流转，通过系统登记资金来源、资金认领情况及资金去向。为项目维护不同的预算指标，并按照预算指标控制实际发生。按照"横向到边、纵向到底"管理机制，借助信息化进行事前控制、事后评估，实现多维监管、强化内控的管理目标。

（5）创新模式，强化监管　落实"在放松事前审批的基础上，加强事中和事后监管"要求，以"摄像头"式的无形监管替代了传统的审批管理。各采购单位可以自主设置本单位的风险指标，使风险提示系统更加贴合实际，实现了监督模式向自我监督、靶向监督、全程监督和效能监督的转变，构建大数据分析提示风险的"互联网+采购监管"模式。

案例4：Y医院资产管理体系的建设

（一）背景介绍

1. 政策背景　在国家治理现代化政策的推动下，公立医院在满足不断增长的医疗需求和提供高质量医疗服务方面承担了巨大的责任。国家的政策文件陆续颁布，如《关于加强公立医院运营管理的指导意见》和《公立医院全面预算管理制度实施办法》。国家针对公立医院经济运行管理提出了更高的要求，着重强调了内部管理的重要性，特别是在固定资产管理方面，近些年来尤为突出，其中包括房屋建筑物、医疗专用设备和其他一般类资产，因此如何有效管理对于医院的长期可持续发展至关重要。

2. 医院背景　Y医院为超大型公立三甲医院，综合实力一直处于当地医疗机构第一名。随着前期跨越式的发展，在固定资产管理方面，Y医院出现了专业人才队伍建设滞后、粗放式发展、人员观念意识淡薄等一系列问题，与国内一流医院的管理差距也越来越大。因此，如何加强Y医院固定资产管理，完善医院资产管理体系建设，推动医院进入高质量发展新阶段，成为摆在Y医院管理者面前的一个重要问题。

目前Y医院在固定资产管理中面临的问题较为突出，如固定资产配置预算过于粗放，资产采购缺少可行性论证，固定资产重购置、轻管理，固定资产管理信息化建设滞后等，已严重制约医院的精细化发展。

（二）案例实施内容

1. 建设目标　Y医院通过不断完善固定资产的内部控制，逐步建立起更加协同和高效的医院固定资产管理体系，提高资源的利用效率，确保并实现资产的采购、安装、验收、维修、使用、处置等全生命周期的管理过程,从而为医院的发展和服务质量提供更有力的支持。

2. 实施方案

(1)固定资产管理顶层架构层面

1)完善医院固定资产的内部控制环境　完善固定资产的控制环境是建立有效固定资产管理体系的关键要点,也是保证固定资产管理有效性的基础。首先,Y医院重新确立了固定资产管理层级及其职能,分为固定资产医院管理层(院级领导小组)、主管部门管理层(资产管理职能部门)和使用部门(各资产使用部门)3个层级,并将财务处资产账务管理权限合并至医院管理层,开展扁平化管理模式,统筹协调资产配置、使用、处置等重要环节。明确了资产主管部门的责任分工,明晰了权责,确保了医院内部资产管理工作的协调和高效运行。

2)加强固定资产的信息沟通　首先,不同部门之间的信息共享传递是关键点。医院资产管理涉及多个主管部门,包括财务、职能部门和使用科室等。这些部门需要定期交流和共享信息,以确保所有涉及资产的人员都了解资产的使用状态、维护需求等。信息的顺畅流通有助于协调各部门的工作,防止信息孤立和数据不一致。比如定期召开的资产清查碰头会议,沟通了解返厂维修、科室间临时调配、科室合并分立导致的资产账实不一致情况,及时进行备案调整。此外,确保信息的准确性和一致性是信息沟通的重要方面。比如规范固定资产数据格式录入标准,确保资产采购入院、验收、使用、维修、报废全生命周期基础信息的一致性。此外,针对不同职能部门、财务等部门之间部分统计口径不一致的资产,派专人进行数据比对工作,解决数据不匹配和信息错误的问题。比如联合医院办公室对医院87台公务用车(含特种车辆)进行数据比对,补充完善了车架号、行车证号等关键信息;联合专用设备管理部门对单位价值100万元以上的专用设备进行序列号、资产号匹配工作,做到了一一映射,准确无误。通过部门之间的信息共享、明确的流程和渠道、准确性和持续改进,Y医院确保了资产的高效管理和维护,支持医院的长期可持续发展,帮助提高资源利用效率和降低成本,同时保障固定资产的长期价值。

(2)固定资产业务层面管理

1)科学配置固定资产　科学配置固定资产是固定资产管理体系建设中的关键要点。这涉及根据医院的实际需求和长期规划,合理分配资金和资源,以确保固定资产的采购和分布能够最大限度地满足医疗服务和运营的需求。科学配置要求医院进行细致的需求分析,根据各科室的需求和潜在的服务增长趋势,确定哪些设备和资产是必要的,并确保其与医院的整体战略目标一致。有助于避免浪费和不必要的重复采购,提高资源的有效利用,同时确保医院能够提供高质量的医疗服务。

2)合理采购固定资产　Y医院采购管理部门经过认真的需求评估和市场调研,选择适当的供应商和设备,确保采购决策能够最大程度地满足医院的需求,同时保持经济合理性。由采供处建立透明的采购流程,确保采购程序符合法律法规和政策要求,以避免不当行为和违规操作。此外,医院应比较不同供应商的报价和性能,以确保采购是成本效益最高的选择,有助于降低采购成本,提高采购决策的合理性,同时保证所采购的设备和资产质量可靠,满足医院的服务需求。合理采购还包括谈判和合同管理,确保采购合同中包括必要的保修、服务和维护条款,以保护医院的权益。因此,合理采购固定资产有助于提高医院的资源利用效率,降低采购成本,同时确保设备的质量和可靠性,为医院的长期稳定发展提供支持。

3)优化使用固定资产　首先,规范的固定资产领用程序有助于确保资产的合法和透明使用。医院应建立明确的领用流程,包括审批程序和记录保管,以避免不当使用和滥用资产。其次,维修是确保固定资产保持良好状态的关键。专用设备管理部门应建立维修计划和记录,定期维护设备和设施,以确保其可靠性和寿命。清查是监督资产存放位置和使用状态的手段,医院应定期清查和盘点固定资产,确保资产的准确性和可用性。成本分摊是将固定资产的折旧费用合理分摊到不同的使用部门,以反映资产的真实成本,支持进行资产绩效评价分析和医院决策。最后,资产绩效评价分析是对资产使用情况的监督和评估,应建立合适的绩效评价标准和指标,以确保资产的有效使用和管理。通过这些规范的流程和控制,可以最大限度地提高固定资产的利用效率,确保其在医疗服务和运营中发挥最大的作用,降低成本并提高绩效水平,支持医院的长期可持续发展。

4)完善固定资产处置 固定资产的资产处置环节,是固定资产全生命周期中的最后一个环节,这个环节的主要任务是依法依规处置固定资产,确保资产处置过程中固定资产价值不发生流失,最大程度提升资产的处置价值。妥善处置固定资产涵盖了资产日常使用结束后的各种处理方式,包括报废、报损、对外捐赠划拨以及对外出售转让等。

3. 结果成效

(1)Y医院在资产管理体系建设过程中,印发国有资产管理办法1项,制定具体实施细则1项,固化资产调拨、资产处置流程2项,资产处置管理办法1项。详细制定了资产使用的政策依据,明确了资产处置(含对外捐赠资产)的申请、鉴定、核销、审批流程,以确保资产能够合法报废、报损或对外捐赠。进一步明确了固定资产管理的制度、流程及具体的管理操作要求;建立了长效的资产清查制度,由财务、审计、资产管理职能部门等多部门协同参与,保证资产清查不流于形式,更好地监督资产的使用和管理。

(2)在每个使用部门确定管理员1名,建立覆盖全院的500余人资产管理专员团队,以确保各使用部门开展资产的有效管理和维护。

(3)在年度资产配置编制上,完善由职能部门负责上报归口管理计划,最终由财务处汇总上报上级主管部门的实施管理流程。经医院预算管理委员会分解下发年度资产配置计划申请后,资产管理职能部门征询科室意见,根据上年度实际配置情况、资产更新和替换周期等,按照相应比例科学配置常用类固定资产,确保资产使用上现代化,以满足不断变化的医疗、办公运营需求。这一管理要点大幅度优化了资产的使用,提高了医院的运营效率,并降低维护和运营成本,为Y医院的长期可持续发展提供了更好的支持。

4. 经验总结

(1)完善资产管理体系必须有强有力的领导核心 因资产管理体系的建设涉及医院不同管理部门和全部使用部门,各种管理权限、部门利益缠绕,具有一定的复杂性。此时必须要有强有力的领导核心,推动事项的快速进行,要由医院主管领导亲自下达各项任务指标,清晰划分权责,从根本上扭转历史管理惯性,从而走上良性发展道路。

(2)资产管理体系的建设需要全员参与 资产管理体系的建设是医院上层管理构架的搭建,是关乎医院整体发展的重大问题,必须由全院涉及的所有人员全力参与。前期需要认真调研,听取科室反馈的合理意见,不断完善体系的全面性。

(3)必须有专业团队辅助完成 医院资产管理体系的建设涉及财务、资产、运营、医学装备、后勤等部门,尤其是各业务管理流程的运转,各审核环节确定,均需要专业的牵头人员组织开展,统筹协调,使各管理部门通力协作,配合进行。另外,对资产管理专员要定期进行业务培训,不断规范资产管理行为,落实资产管理主人翁意识。

案例5:Y医院资产信息化管理平台建设

(一)背景介绍

1. 政策背景 公立医院作为我国医疗体系重要的组成部分,固定资产管理对于提高医疗服务质量、提升管理效率具有重要意义。随着信息技术的快速发展,信息化平台在公立医院固定资产管理中的应用逐渐成为研究的热点。引入信息化平台对公立医院的固定资产进行管理,不仅能提高资产管理的效率和准确性,还能降低管理成本,更好地保障医疗服务的正常进行。

2. 医院背景　　Y医院作为大型公立三甲医院,目前拥有4个院区,存量固定资产种类、数量均居于国内公立医院前列,因此固定资产的管理工作成为一项非常重要的任务。然而,随着前期跨越式的发展,传统的固定资产管理方式已越来越不适应该医院的进一步发展需要,因此引入信息化平台来管理该医院的固定资产已经成为一种趋势。

(二)案例实施内容

1. 建设目标　　Y医院根据自身实际情况,决定以医院财务高效运营管理信息系统为基础,搭建全院统一的资产管理信息化平台,从而进一步提升固定资产的管理效率。

(1)资产登记和信息录入　　通过信息化平台,可以对所有新购置固定资产进行信息完善登记,详细记录其基本信息,包括名称、规格、数量、资金来源、价值等。同时,可以进行资产条码或二维码的生成和打印,方便后续的资产清查和识别。

(2)资产追踪和查询　　通过信息化平台,可以实现对所有固定资产的实时盘点和查询。通过终端设备扫描资产二维码,可以获取其当前存放位置、使用情况、管理部门等详细信息,实现资产的及时、清晰化管理。

(3)资产折旧和维修管理　　信息化平台可以自动计算资产的折旧金额和期限,提醒管理部门进行折旧核算,对达到使用年限的资产进行处置。此外,可以设定资产的维修保养计划,通过系统平台提醒使用部门人员进行定期送交维修和保养,以延长资产的使用寿命。

(4)报废和调配管理　　当固定资产到达报废期限(条件)时,使用部门可通过信息化平台进行报废流程,包括申请、审核、流转、实物上交等;需要进行资产调配时,使用部门依托信息化平台完成资产的转移申请、审批、更换资产标签等流程,基本实现无纸化流转,并方便管理部门的审批和决策。

(5)资产使用评估分析　　通过信息化平台,可以对医院固定资产的使用情况进行全面分析和评估,包括资产的使用率、使用效果、风险等级等指标,为医院管理层在资产配置过程中提供决策支持和预警机制。

2. 实施方案　　Y医院已依托财务建成医院高效运营管理系统平台,除具备财务相关功能外,还具备卡片入账、计提折旧等功能。结合之前归口管理部门(专用设备管理部门、后勤处)的资产管理系统,并联系医院实际情况,经过资产账务核对、卡片比对等,于2021年9月上线全院统一的固定资产管理平台。此平台依托医院高效运营管理系统,新增验收入库、卡片管理、设备报修、调拨、处置等功能,以解决各部门缺乏协同、信息重复录入、业(务)财(务)数据不同步、重购置轻管理等问题;并将耗材也纳入系统里,用于解决以往效率低、信息不同步、供应商缺乏监管难追溯等问题。高效运营管理系统在Y医院固定资产管理中的影响将从多个方面提高资产管理效率。

(1)优化资源配置

1)资产分布分析与调整　　Y医院高效运营管理系统对固定资产管理的影响在优化资源配置方面具有重要作用。通过该系统,Y医院能够对各类固定资产进行全面的分布分析,并对存在账实不符或重复配置的资产进行调整,以实现资源的更加高效利用。帮助医院实施全面的资产统计分析,将各类固定资产的相关数据纳入系统进行管理和汇总。通过对不同科室、通用设备、医疗设备等的资产分布情况进行分析,可以发现存在的问题和不合理配置的地方。

2)经济效益评估管理　　高效运营管理系统在经济性评估与货物采购管理方面也能够起到积极的作用,有助于医院实现资源的有效利用和降低采购成本。首先,可以对固定资产的经济性进行评估。通过对固定资产的使用情况、维修保养费用、折旧情况等数据进行分析,对目标资产进行经济效益分析,及时发现资源利用效率低下的问题。同时,通过定期的经济性评估,可以对资产进行科学合理的调整,优化资源的配置,提高资产的使用效益。此外,高效运营管理系统还可以基于大数据分析,为公立医院提供资产采购的决策支持,帮助医院选取合适的供应商和产品,从而降低采购成本,并确保采购的货物符合安全、质量等要求。

(2)提升医院服务质量　信息化平台在公立医院固定资产管理中的应用可体现在提升医院的服务质量方面。首先,通过信息化平台,医院可以对资产维护与保养进行优化。传统的资产维护和保养往往依赖医护人员的经验和手工记录,存在着人为疏漏和不准确的情况。而借助信息化平台,医院可以实现对固定资产的监测、记录和管理,包括设备的保养时间、内容、保养人员等信息的记录和查询。系统可以通过提醒功能,及时通知相关人员进行资产维护和保养,杜绝人为疏忽带来的设备故障和延误医疗服务的情况。此外,通过信息化平台提供的数据分析功能,医院还可以对资产的使用情况和维护效果进行全面评估和优化,进一步提高资产的使用寿命和减少故障率。其次,信息化平台还可以实现设备故障预测和预防维修。传统的固定资产管理往往是事后反馈,即等到设备出现故障时才进行维修。这种方式不仅容易导致医院服务的中断和延误,还可能加大维修的成本和工作量。而信息化平台可以通过设定检修时间,实时更新设备的运行数据,对设备的健康状况进行提前干预。即可提前通知相关维修人员进行检修和维护,以避免设备在关键时刻发生故障。这不仅可以有效降低设备维修的成本和工作量,还可以确保医院的正常运转和医疗服务的连续性。

(3)改进决策支持

1)数据分析与决策支持系统　数据分析与决策是高效运营管理系统在Y医院固定资产管理中的关键组成部分。通过收集、整理和分析各类固定资产相关数据,医院可以深入了解资产的使用情况、价值以及维护和更新需求等。首先,数据分析与决策支持系统可以帮助医院进行资产优化配置。通过对固定资产的使用情况进行全面的数据分析,可以了解到哪些资产过度使用而哪些资产使用不足。基于这些准确的数据信息,医院可以合理配置资产,提高资产的利用率和效益。其次,数据分析与决策支持系统可以帮助医院进行资产维护与更新决策。通过分析固定资产的维修保养情况和价值变动趋势,医院可以及时制订合理的维护计划和更新策略,提高设备使用寿命和性能,确保医疗服务的顺利进行。

2)成本管理与预算控制　通过成本管理与预算控制系统,医院可以实现对固定资产相关费用的有效管理和控制,从而提高财务效益。首先,成本管理与预算控制系统可以帮助医院准确估算固定资产投资和运营成本。系统可以根据历史数据和市场情况,预测和计算固定资产的投资、维护、运营等各项费用,帮助医院合理制订预算计划和资源配置。其次,成本管理与预算控制系统可以实时监控和分析资产使用的成本情况。通过对固定资产相关费用的实时跟踪和数据分析,医院可以了解资产的使用成本和效益,及时发现和解决成本过高或效益低下的问题,提高资源利用效率和财务控制水平。最后,成本管理与预算控制系统还可以帮助医院制订科学合理的固定资产采购计划。通过对固定资产相关数据的分析和预测,系统可以提供决策支持,帮助医院合理安排资金,并选择最经济有效的资产采购和更新策略。通过数据分析与决策支持系统,医院可以更好地优化资产配置、维护更新和实时监控、提高医疗服务质量和效率。

3. 实施方案

(1)某些科室可能存在设备过剩或过少的情况,通过信息化平台的数据分析,可以及时调整科室之间的资源分配,确保医疗资源的合理利用。此外,信息化平台还可以提供科学的决策支持,通过对公立医院各项业务数据的集中分析,为资产分布的调整提供科学依据。通过对不同科室或部门的业务情况、病种分布、患者就诊需求等方面的深入分析,可以实现对固定资产更加科学合理的配置,使其能够更好地满足患者的就医需求。

(2)首先,通过信息化平台,医院可以自动化处理资产采购、领用、维修和报废等环节,减少人工操作和烦琐的纸质工作。这不仅可以节省时间和资源,还可以减少人为因素对资产管理过程的干扰,提高管理效率。其次,通过数据集中化和共享,信息化平台可以使公立医院的资产管理数据更加清晰、全面和可靠。所有与资产相关的信息,包括资产编号、名称、归属部门、使用情况、维修记录等,都可以集中存储在信息化系统中。这样,管理人员可以随时通过系统查询和分析资产信息,对资产的使用情况、价值和维护需求进行科学的决策和规划。并且,通过共享数据,各个部门之间可以更加方便地协同工作,避免信息孤岛和重复劳动,在提高效率的同时,也有助于节约资源。此外,信息化平台还可以提供实时监控和预警系统,帮助公立医院及时发现和处理资产管理中的异常情况。通过传感器、智能设备和数据分析等技术手段,监测资产的状态、运转情况和维修需求,并通过信息化平台及时反馈给管理人员。

4. 结果成效

(1)目前 Y 医院已初步形成以信息化控制为中心,日常管理与制度建设同步推进的国有资产管理新格局。目前已实现全院各部门之间资产信息共享,信息数据统计口径统一,基本实现资产自"入院"到"出院"期间账、卡、物全生命周期管理。并以高效运营管理系统资产管理平台为依托,在院内资产的三级管理模式中责任划分清晰,内控监督严格,切实做到了有规可依、有迹可查。

(2)深化日常管理工作,依托医院高效运营管理平台系统,全面开展固定资产清查工作,对其中3个院区386个科室44 623台(件)固定资产完成实地清查工作,涉及资产原值合计26.77亿元;调整转移资产卡片2594条,精准夯实科室资产卡片准确性。通过本轮全面清查,医院各部门资产管理人员广泛参与,管理规范化和主人翁意识不断加强,为资产管理工作由粗放向精细化转变提供源源不断新动力。

(3)全面更换第二代资产卡片标签,包含资产卡片名称、使用科室、管理部门、卡片号,并赋予每个资产卡片唯一的资产二维码,实现终端进行扫描,辅助进行清查工作。

5. 经验总结

(1)充分发挥医院资产管理领导小组的强力引领作用。信息化管理平台的建设是一项涉及多个部门权限、影响全院科室使用的新工作,离不开主要领导的支持、归口管理部门的配合、全院科室的支持。

(2)信息化管理平台的主要负责人除具备资产管理相关专业能力、沟通能力外,还要具有一定的信息化软硬件方面的知识储备,能够应对平台建设过程中各种突发问题,避免被系统平台承建企业牵着鼻子走,始终保持业务建设的主动权在手,走出一条最适合医院业务需求的信息化之路。

(3)提高全体职工的工作积极性,特别是临床使用科室。作为资产的一线使用部门,承担着医院在信息化管理转型阶段的重要工作,也是信息化建设影响最为直接的先头兵。调动临床一线科室对信息化建设的接受积极性,是保证信息化管理实施成功的关键。

总之,信息化平台在公立医院固定资产管理中的应用对提高管理效率、优化资源配置、提升服务质量以及改进决策支持具有积极的影响。然而,应用过程中也面临着数据安全与隐私保护、人员培训与管理以及资源投入与更新等挑战。因此,需要不断完善信息化平台的应用和管理,以确保其稳定、高效地发挥作用,才能进一步推动医疗在新发展理念下的高质量前行。

案例6:医院物价收费管理相关案例

(一)背景介绍

医疗卫生制度的深化改革,在完善我国医院管理体制的同时,也更符合市场发展的需求,同时更增加了医疗收费和医疗服务的关注度,并促使各级医院的物价管理得以加强。医院一方面要满足人民看病的需求,同时还要兼顾自身医疗水平的提升,并且进行效益和成本分析,保证医院获得足够的收益来满足自身长远健康发展的需要。为克服新医改的"阵痛",医院要顺应新医改的形势,积极消除医院发展与政策执行之间的矛盾,创新调整医院的管理模式,重视对医院的物价管理工作。

(二)常见违规案例

1. 串换收费

案例:某医院在患者住院期间使用冰袋降温,收取了冷疗的费用。此行为属于涉嫌串换收费。

因"冷疗"收费项目属于使用专门仪器治疗的物理诊疗康复类项目,而"一般物理降温"的项目内涵包括酒精擦浴、冰袋、小儿降温贴等方法。所以使用冰袋冷敷应使用"一般物理降温"的收费项目,而不应串换使用"冷疗"项目收费。

2. 分解收费

案例1:某医院在为患者治疗时同时收取气管切开护理费用与吸痰护理费用。该收费行为涉嫌分解收费。

(1)吸痰护理项目内涵 评估患者病情、意识状态、呼吸道分泌物情况等,核对患者信息,做好解释取得配合,连接吸引器调整负压,取适当体位,戴无菌手套,检查流量,观察患者生命体征及痰液性质,协助患者采取舒适体位,评价吸痰效果,记录,完成健康教育及心理护理。含一次性吸痰管。

(2)气管切开护理项目内涵 评估患者病情、意识状态、气管切开周围皮肤情况等,核对患者信息,做好解释取得配合,监测并保持气囊的压力,必要时人工气道内药物滴入(打开人工气道、吸气相滴入药物、观察用药后效果并记录),随时清理呼吸道分泌物,局部消毒,更换敷料,保持气管切开处清洁干燥,固定,观察伤口有无感染并记录,做好健康教育及心理护理。

因"气管切开护理"项目内涵已包含"吸痰护理",所以在收取患者气管切开护理费用的同时再收取吸痰护理费用已涉嫌分解收费。

案例2:某医院开展"甲状腺癌根治术""甲状腺次全切除术"等甲状腺手术时,同时加收"喉返神经探查术"费用。

(1)甲状腺癌根治术项目内涵 行颈部切口,于颈阔肌浅面游离皮瓣,结扎切断颈外静脉,显露甲状腺,明确诊断后,延成双叉切口,切断胸骨舌骨肌、胸骨甲状肌、胸锁乳突肌和颈内静脉,由下向上清除淋巴结和脂肪组织,切开显露全叶甲状腺,探查、处理血管,行病变侧全叶甲状腺及峡部切除,保护喉上神经、喉返神经、舌下神经,止血,置管引出固定,缝合切口。

(2)甲状腺次全切术项目内涵 颈部切口,逐层切开显露全叶甲状腺,探查,处理血管,行病变侧全叶甲状腺切除,保护喉上神经、喉返神经,止血,置管引出固定,缝合切口。

(3)喉返神经探查术项目内涵 包括神经吻合、神经移植。

医疗保障基金飞行检查时认为"喉返神经探查"是甲状腺手术中的一个步骤,费用已包含在甲状腺手术费用中,不得再单独加收喉返神经探查的费用。同时收取以上费用涉嫌分解收费。

案例3:某医院开展宫腔镜妇科诊疗时,在收取妇科相关主要手术费用的同时,加收"宫颈扩张术"的费用。

(1)经宫腔镜取环术项目内涵 包括宫腔内异物取出术。取出术前放置的宫颈扩张棒,消毒铺巾,器械准备,拿取灭菌好的宫腔镜部件,连接部件并与膨宫、光源、主机、电凝装置连接,放置窥器暴露宫颈,再次消毒,扩张宫颈至12号,超声引导下置镜常规探查宫腔情况,确定节育环位置,有无嵌顿,根据不同情况取环:①无嵌顿,超声引导下用取环钩完整取出;②嵌顿环,划开粘连组织,用一次性异物钳或取环钩取出。再次探查宫腔,止血,术毕再次消毒。不含术中超声监视。

(2)经宫腔镜子宫肌瘤切除术项目内涵 不含术中超声监视。

医疗保障基金飞行检查时认为"宫颈扩张"是做宫腔镜诊疗的必要步骤,费用已包含在宫腔镜相关手术费用中,同时收取以上费用涉嫌分解收费。

案例 4：某医院开展中医诊疗项目时,同时收取中药熏洗治疗、中药蒸汽浴治疗、中药熏药治疗项目。

（1）中药熏洗治疗项目内涵　全身（局部）清洁,辨证调配药物,将中药药物加热,趁热先行熏蒸,适当温度时淋洗或浸泡。含药物调配。

（2）中药蒸汽浴治疗项目内涵　将辨证调配药物置入加热喷雾装置中,患者清洁后,坐入密闭的箱中,头部外露,启动开关。含药物调配。

（3）中药熏药治疗项目内涵　局部清洁,辨证选用制备好的药卷、药香,或用特殊树枝,点燃后直接用烟熏烤,或放置在特定容器中用烟熏烤。含药物调配。

中药熏洗治疗、中药蒸汽浴治疗、中药熏药治疗属于同一原理相似疗效的治疗项目,同时收取涉嫌分解收费。

案例 5：某医院开展"经皮冠状动脉内支架置入术（STENT）"时,同时收取"经皮冠状动脉腔内成形术（PTCA）"费用。

（1）经皮冠状动脉内支架置入术项目内涵　含为放置冠脉内支架而进行的球囊预扩张和支架打开后的支架内球囊高压扩张。

（2）经皮冠状动脉腔内成形术项目内涵　在备有除颤仪及除颤电极的条件下,消毒铺巾,局部麻醉,穿刺 1~2 处动脉,放置鞘管,冠状动脉造影后经鞘管在监护仪监护及血管造影机 X 线引导下,沿引导钢丝将指引导管送至冠状动脉开口,根据冠状动脉造影结果决定需要治疗的病变,将指引钢丝通过病变送至病变血管远端,沿指引钢丝将球囊送至病变处,高压扩张。重复造影,确认治疗效果满意,并且无需要处理的并发症后结束手术。撤出上述器械,包扎伤口。

各类支架置入术均含扩张,同时收取涉嫌分解收费。

3. 重复收费

案例 1：精神病护理费和级别护理费同时收取。

某医院收取精神病护理费的同时,收取一级护理费用。此种情况涉嫌重复收费。

根据医疗服务价格规范,精神病护理与级别护理同属于护理费用,不得同时收取。

案例 2：某医院尿常规检查重复收取尿蛋白定性、尿酸碱度测定费用。

根据规定,尿常规检查含外观、酸碱值、蛋白定性、镜检。所以不应再单独收取尿蛋白定性、尿酸碱值测定费用。

4. 超标准收费

案例 1：某医院在患者住院期间对患者进行了电子生物反馈疗法,实际按照治疗部位收取费用,此行为属于超标准收费。

根据规定,电子生物反馈疗法计价单位为"次",电子生物反馈疗法按照"次"收取费用。

案例 2：低费用检验方法套收高费用检验方法费用。

某医院实际使用试剂为葡萄糖测定（氧化酶法）,但按照葡萄糖测定（干化学法）进行收费。以上情况属于超标准收费。

该医院应按照试剂实际使用方法收费,收取葡萄糖测定（氧化酶法）费用。

案例 3：某医院患者住院期间按日计费的诊疗项目收费数量大于实际住院日数。

根据规定,各类床位费、住院诊查费、留置导尿、各类级别护理、机械辅助排痰、新生儿护理、压疮护理、气管切开护理、各类抢救费、胃肠减压、持续吸氧、密闭式持续吸氧等项目按"日"收费。住院期间收取费用数量应遵医嘱,小于或等于实际住院天数。

（三）患者投诉案例

案例 1：某医院接到投诉,患者家属办理出院后,电子发票一直没有查询到。去窗口询问,答复为系统原因,需要等待后查询。对该回答不满意,予以投诉。

接到投诉人反馈该问题后,医院结账处高度重视,立即与患者沟通。经调查,患者出院办理出院结算时,由于当天财政厅网络存在网络波动问题,导致多家医院发票未自动开具。待财政厅网络恢复后,该院已启用发票自动补开机制,进行发票自动补开,后期及时跟患者联系,协助患者查到发票,并与患者家属沟通,家属表示满意。

案例2:投诉人向某医院物价科投诉,结账处收款员上班时间看手机,对待患者办理业务不认真。经与患者家属和收款员分别联系,原因是双方在业务办理方面沟通有误,且收款员上班时间看手机是因为结账处办理线上退费、支票查询等业务需要使用手机。已对患者家属表示歉意,患者家属表示理解。

以上两个案例出现的主要原因为:窗口的工作人员与患者沟通不到位、服务意识不强,引起患者的误解。

案例3:某医院接患者投诉,其母亲在手术期间所使用的材料费、收费与使用不符。该患者手术当日使用材料费用清单,次日已出,所用材料费也已经收取,第3天又出现两个材料费。患者家属问医生其费用问题,医生解释:手术当日,材料室下班了,没有收其材料费。患者不能理解材料室下班了,怎么确认材料已用到患者身上。医生又解释:当日电脑坏了。患者表示对其回答,对其费用不理解,想得到一个满意的答复。

手术当日17:16患者入室,在A-10手术间行"脑动脉瘤栓塞+右侧大脑前动脉支架置入术"。

18:43巡回护士发现术中使用耗材3D/6×15 mm和3D/4×12 mm可解脱弹簧圈无法计费(无法正常出库),立即告知科室耗材管理人员;经常规查找未发现问题,即刻与高效运营管理系统(OES系统)工程师取得联系,告知已下班,只能第2天上班时解决。

19:10巡回护士将耗材无法计费的情况告知主管医生,医生告知患者家属;双方考虑患者安全,且第2天患者不会出院,商议后决定让患者先返回病房,次日解决问题后再行计费。

19:20患者被送回介入科一病区,患者情况良好。

次日08:00物资管理护士再次联系工程师,经查找发现耗材不能正常计费是由于"订单制单日期延后,导致耗材不能正常发放"。

09:36工程师将问题解决,并告知手术室可以正常收费。

09:58手术部物资管理护士确认无误后,通知巡回护士再次确认未记账的两枚弹簧圈确实用于患者体内,并录入条码进行计费。

手术室将此事作为不良事件上报,后续将制定延迟收费内容告知书,医院工作人员电话致电患者,将详细情况与患者反馈沟通。患者提出对医生手术结果满意,不满意医生承诺使用弹簧圈数量与实际计费数量不符,且发生计费问题后医生未及时告知,是患者自行询问医生才进行告知。患者询问后续计费两枚弹簧圈型号不一致是否价格一致,得到价格一致答复后对此收费无异议,表示满意该次回复。

案例4:患者投诉看病出院时要求打印病历,被医院人员告知可以在该院APP申请邮寄。随后患者回到广东,并在该院APP进行病历,打印邮寄申请。患者自诉:第1次2023年2月28日申请时显示26页,2023年3月7日再次查看时病例变成38页。本人向医院打电话咨询未果,因着急要病历,怕第1次支付的页数不足,于是再次付款,但病例未寄出。本人于2023年3月9日再次付款,被告知页数其实是36页,另外两次多付的款需要到医院现场才能退,并强调这是财务制度规定的。本人致电财务部门,电话一直被挂掉。综上:①本人认为,线上支付的费用,本人有权利要求线上原路返还。②对于一个外地人,但凡能像本地人一样去现场还至于要求邮寄病历吗?对此本人认为该院支付平台管理存在漏洞,对于广大外地求医的患者来说非常不合理。③对于档案室员工提到的"必须现场才能退款"的财务制度涉嫌霸王条款。④对于该APP有"申请退款"的按钮却不提供线上退款功能的行为涉嫌故意拖延退款。诉求：退费。

根据该患者提供的情况，该院工作人员与病案部门核实后解释为：患者第1次申请时因疫情原因，病历未能及时发出，并在患者第2次申请付费后病案科已发现并与患者及时联系。但患者要求原路返回，确为医院制度规定且系统不支持原路返回，必须本人或经办人持身份证来进行现场办理退费。随后经过积极与患者沟通协商，由患者将身份证及相关资料传送过来，协助患者办理退费并返还给患者。患者表示满意，已办结。

（赵润泽　李嘉菲　曾建明）

第三章　医院绩效管理

第一节　医院绩效管理概述

一、医院绩效管理的概念

医院绩效管理是为了实现医院的总体战略目标和组织愿景而采取的对员工或组织行为管理的过程,确保工作结果效率和质量的持续提高。绩效管理的起点是组织战略目标,通过制订绩效计划、建立绩效评价体系、实施绩效考核及反馈绩效考核结果等一系列循环过程,使组织、团队和个人的工作绩效紧密结合,不断改进工作方式和方法,持续提升组织、团队和个人的绩效水平,最终实现医院的战略目标。

二、医院绩效管理的主要步骤

医院绩效管理主要有绩效计划、绩效监控和绩效评价3个关键步骤。绩效计划是指绩效循环周期开始前,组织管理者与员工一起根据组织战略目标和阶段性目标,通过协商、面谈等方式确定绩效目标方案的过程。绩效监控是指在绩效计划实施过程中,管理者与员工保持持续的绩效沟通,运用一定的监控方式对员工行为和绩效水平进行监控,并提供适当的工作指导与支持。绩效评价是指根据确定的绩效考核目标和评价标准,由绩效管理主管部门明确绩效评价的主体和单元,通过绩效评价手段,定期对组织和成员的绩效水平进行考核评价的过程。高效的绩效管理具备5个基本要素,即组织战略清晰、组织目标可衡量、组织结构合理、绩效沟通顺畅、绩效评价及应用恰当。

(蒋　帅　蒋　琳　吕　璐)

第二节　医院绩效计划

一、医院绩效计划内容

(一)医院绩效目标

1.医院绩效目标的来源　组织在设置绩效目标时,往往会根据上一级部门的要求结合本组织的情况,制定本组织的绩效目标,然后根据下属科室和组织成员的工作任务将绩效目标落实到具体的责任科室和责任人。

医院的绩效目标来源主要有4个方面。①医院战略目标:各个科室和员工的绩效目标都是医院总体战略目标的具体细化,这样能够确保员工一起为实现组织目标努力,尽量避免无效工作或与组织目标相背离的情况出现。②医院岗位职责:岗位职责阐述了该岗位应做出什么样的贡献和产出,通过对岗位职责的分析并赋予相应的绩效标准就成为医院绩效目标的组成部分。③医院内部需求:员工是医院正常运转的保证,只有医院正常运转,医院的绩效目标才能够实现。因此,在设定医院的绩效目标时充分考虑医院内部员工的诉求,才能使医院的绩效目标符合大多数员工的追求,并在此基础上激励员工发挥工作潜力。④医院外部需求:医院的外部需求主要来自患者,医院的主要任务是为患者解除病痛,因此,在设定医院的绩效考核目标时应充分考虑患者需求,坚持以患者为中心,为患者提供更好的医疗服务。

2. 医院绩效目标的制定原则　　医院绩效目标的制定通常应遵循SMART分析法。①明确性(specific):绩效目标应该是明确具体的,尽可能地细化到每个人的绩效目标上,尽可能地落实到岗位和个人,避免模糊不清的绩效目标。②可衡量性(measurable):绩效目标应该是可衡量的,这样员工才有了清晰的努力方向,能够为员工提供行为结果的有效反馈。因此可以将医院医疗服务的数量、质量和时间进行量化,例如明确患者满意度、门诊量、药占比等。③可达成性(attainable):绩效目标应该是可实现的,绩效目标应设定得比现实能力稍微高一点,从而既能有效刺激员工的进取心,激发他们的潜力,又能确保医院稳步向上发展。④相关性(realistic):绩效目标应与医院战略紧密联系,绩效目标在制定时应紧紧围绕医院战略展开和细化,避免出现对医院战略目标的实现无作用、与医院战略目标的内容相违背的情况。⑤时限性(time-based):绩效目标设置的同时应规定完成的时间或考核的时间,这种时间限制是促进绩效目标实现的助推剂,能够使员工产生任务紧迫感,做好任务时间规划。

3. 医院绩效目标的制定步骤　　医院绩效目标的制定通常包括以下3个步骤。①成立医院绩效领导小组。小组由医院高层领导、绩效部门负责人组成,负责制定医院的目标和战略,并基于此制定医院的长期目标和短期目标,根据目标分解为具体的任务,形成医院的年度绩效目标。②院领导指导科室制定科室绩效目标。每位院领导与其分管科室的负责人组成科室绩效领导小组,根据各个科室的实际情况和目标计划,制定各个科室的绩效目标,在此过程中应注意相关科室目标之间的联系,增强科室任务协同。③科室负责人与员工讨论形成个人绩效目标。科室负责人根据本科室的绩效目标,结合员工的岗位职责,分别与各个员工讨论其绩效考核周期内的绩效任务,做好统筹协调工作。

在绩效目标制定的过程中,应注意各个环节的充分沟通,积极听取员工,尤其是基层员工的意见,这样才能够确保绩效目标的合理性和可落地性,减少绩效目标实施过程中的阻力。

(二)医院绩效指标

1. 医院绩效指标的构成　　绩效指标是衡量评价对象的因子或项目,通过绩效指标才能精确衡量工作效果。通常情况下,绩效指标由以下要素构成。①指标名称:指标名称是对评价内容简明扼要的总结和概括。②指标定义:指标定义是对评价指标具体内容的具体阐释,能够反映绩效指标的侧重点。③指标标志:指标标志能够将绩效评价结果划分为若干个级别。④指标标度:指标标度反映各指标之间的差异。

医院绩效指标是对绩效目标的分解,在医院绩效体系中是最基本、最重要的部分,能够为医院各科室和员工提供工作结果的参照系。以员工绩效考核指标中的协作性为例,协作性即为该指标的指标名称,"与同事一起工作时的合作程度"即为指标定义,将该指标分为A、B、C、D 4个级别即为指标标志,A对应优秀、B对应良好、C对应及格、D对应不及格即为指标标度。

2. 医院绩效指标的基本要求　　绩效指标设定的基本要求有以下几个方面。①明确性:用于界定绩效指标的阐述应该准确清晰,避免出现模棱两可和歧义,造成人们的理解偏差,尤其是医院绩效指标通常比较专业,这就更要求指标内容的严谨性。②独立性:绩效指标之间要尽量相互独立、互不影响,要避免出现内容交叉的情况。③指向性:绩效指标应针对特定的绩效目标而设定,并能反映出相应的绩效标准。④可衡量性:不管是定量指标还是定性指标,都需要有一个衡量标准,能够将指标用于评价。

3. 医院绩效指标的确定　确定医院绩效指标的方式有很多种,以平衡记分卡为例,医院的绩效指标大体上可以分为财务、顾客、流程、学习与成长4个层面。在财务层面,指标既要体现医院的公益性,又要考虑医院的运行成本。将利润目标控制在一定范围内,提高医疗服务性收入占比等能体现医疗服务价值的收入,尽可能地降低药耗收入占比等成本。在顾客层面,可以将患者和员工都纳入顾客范畴,针对患者可以考察患者对服务的满意度、对环境的满意度等,针对员工可以考察职工薪酬满意度、工作岗位满意度等。在流程层面,可以分为内部流程和外部流程,内部流程重点考察医院管理流程,外部流程重点考察就诊服务流程、住院服务流程。在学习与成长层面,可对理论创新、技术创新、文化创新等方面进行评价。

4. 医院绩效指标的权重确定　绩效指标明确后,需要对各项指标赋予相应的权重,以推动绩效指标的实际运用。主要的绩效指标权重确定方法有以下几种。①专家咨询法:将绩效指标调查表发放给相关专家,首先请他们根据实际并结合自身经验判断指标的合理性,提出是否需要调整指标的建议,通常需要经过两到三轮咨询才能确定下来最终的绩效指标。然后将最终版的绩效指标发放给专家请他们为各项指标赋予权重,或者召开专家研讨会,让专家共同讨论确定指标权重。②层次分析法:层次分析法的数据来源建立在专家对指标重要程度打分的基础上。通过判断矩阵计算出相对权重后,进行判断矩阵的一致性检验。③加权平均法:首先将所有指标划分为3类并赋予不同的权重系数,即全局性指标的权重系数为5,局部性指标的权重系数为3,事务性指标的权重系数为1;其次,每个指标的满分赋值为100分,考核主体依据考核标准进行打分,经权重系数加权,得到每个指标的加权得分;最后,对所有指标加权得分进行求和,并根据指标数量对权重进行求和,取两者的商即为最终评价得分。

二、医院绩效计划制订

医院绩效计划应按照医院整体绩效层次进行逐层设计,将医院使命、核心价值观、整体战略和目标贯穿于绩效计划始终。首先,根据医院战略规划制定平衡记分卡,以确定医院整体绩效目标。然后,对医院整体绩效目标进行逐层分解,细化各科室的绩效目标。最后,将科室绩效目标与岗位对应,落实到人,制订个人绩效计划。

(一)医院绩效计划

首先,绘制医院战略地图。战略地图是将医院使命、核心价值观和组织目标置于最高层,对医院近期工作重心以不同层面、不同战略主题描述出来,使各科室的绩效计划有机组合为一个整体。在医院战略地图中应清晰阐述利益相关者、实现路径和保障措施。其次,构建医院平衡计分卡。针对医院战略地图中的每一个目标,应选择相应的评价指标进行衡量,并设置相应的目标值,形成医院的绩效计划。例如,在业务内容层面,提高医疗质量是医院绩效目标之一,可以用医疗差错事件减少率、治愈率、好转率等指标来衡量,医疗差错事件减少率的目标值为20%、治愈率为80%、好转率为90%。

(二)科室绩效计划

医院通常由业务科室和职能科室组成,业务科室和职能科室绩效计划的侧重点有所不同。对于业务科室,提供医疗解决方案、提高医疗服务质量、提高科室运营效率、建立专业化人才梯队等是重中之重。例如,对于提高科室运营效率目标,可以设定医生人均门诊量、医生人均出院患者数、病床占有率等指标,并分别设置30人次/d、20人次/月、90%作为相应目标值。对于职能科室,其主要职能是为业务科室提供服务,实现业务协同,帮助业务科室创造价值,支撑业务科室成功实施其战略。以财务科室为例,可以将提供便捷优质的财务服务作为科室目标之一,设置医院领导认可度、其他部门满意度、患者投诉次数作为该目标下的绩效指标,并分别设定大于95%、大于95%、0次为绩效指标的目标值。

(三)员工绩效计划

员工绩效计划分为管理者绩效计划和普通员工绩效计划两个层次。管理者绩效计划需要体现出管理者对科室的管理职责,并与科室绩效目标紧密结合。以财务处处长为例,可以将细化财务管理制度作为其管理目标,对应的绩效指标设置为制度评审合格率,目标值设置为大于95%。普通员工绩效计划与其所在岗位职责对应进行制订。

(武静雅 蒋 琳 鲁若楠)

第三节 医院绩效监控

一、医院绩效沟通

(一)医院绩效沟通内容

医院管理者和员工的绩效沟通目的并不相同。医院管理者希望通过绩效沟通了解员工工作情况,帮助员工解决工作中出现的问题,以确保绩效计划的有效实施。因此在制订绩效沟通方案时,医院管理者需要回答"作为医院管理者,为了更好地履行职责,必须从员工那里获得什么信息"这一问题。普通员工也需要有关信息,通过绩效沟通,普通员工可以获得绩效反馈,了解自己的工作成果在整个组织的绩效水平,获得医院管理者的绩效支持,因此员工可以通过回答"作为员工,为了更好地完成工作职责,我需要哪些信息",明确自己的绩效沟通计划。

通过绩效沟通,医院管理者和员工还应该考虑以下问题:①工作进展情况是怎样的?②绩效目标和计划是否需要修正?需要进行哪些方面的修正?③工作中遇到哪些问题?原因是什么?准备如何解决?④工作中有哪些先进经验?

(二)医院绩效沟通方式

1. 正式沟通 医院绩效正式沟通通常采用书面报告和定期会面两种方式。书面报告是员工定期对自己的工作情况和绩效目标完成情况进行总结,以文字形式呈现给医院管理者。书面报告的优点是简单易行、有迹可循,但缺点是员工通常把这一项活动当成额外负担,从心理上较为抵触,因此会敷衍了事。这主要是因为书面沟通是一种单向信息流动,医院管理者在收到书面报告后往往较少给予员工反馈,使绩效沟通丧失了原有的意义。因此应将书面报告与其他沟通方式结合起来进行联合运用。例如,当医院管理者通过书面报告了解到员工在某方面的问题时,应积极与员工当面沟通问题细节与解决方案。

定期会面是非常有必要的。面对面交流不仅可以在一定程度上避免信息误读,还能在医院管理者与员工之间建立一种亲近感。定期会面有一对一会谈、团队会议等多种形式。需要注意的是,团队会议应尽量避免讨论个人绩效中的严重问题,关于严重问题的讨论应选择一对一会谈的方式。

2. 非正式沟通 非正式绩效沟通没有固定的要求和形式,医院管理者闲暇时间在办公区或其他公共场所随机与员工进行交谈,或者通过即时通信工具随时了解员工的工作情况,能够及时为员工解决当下面临的困难和问题。但在非正式绩效沟通时,医院管理者应注意自己的态度,避免先入为主和情绪化的无效沟通,影响员工与医院管理者沟通的欲望。

二、医院绩效信息收集

(一)医院绩效信息收集来源

医院管理者、员工等内部人员以及相关的外部人员都能够提供绩效信息,绩效信息收集的方式有观察、关键事件以及文档等。在各种渠道中,观察是最可靠且最普遍的,它由管理者亲自完成,不通过其他人,所获取的信息最为真实,但需要耗费的时间和精力较多。关键事件是日常医院经营活动中比较典型和有代表性的行为或事件,应客观进行关键事件的记录,不能掺入个人看法和感情。文档是员工工作中记录的文字资料,能够帮助医院管理者了解员工的工作情况。

(二)医院绩效信息收集方式

医院绩效信息收集可以通过自查、建立监督小组、部门协作等方式。自查建立在员工自主绩效管理意识的基础之上,要求员工和科室在固定考核时间内对照绩效考核要求,主动发现工作中存在的问题,主动调整工作方式,并将绩效自查结果上报给医院绩效管理部门。建立监督小组,对医院所有科室进行定期绩效考评,并对容易出现问题的重点内容进行更加细致和详细的考核,将考核结果进行公示,以帮助各科室在进行绩效改进时有良好的参照标准。部门协作是使科室之间紧密配合、积极探索科室间相互评价的绩效信息取得机制,医院为科室协作搭建良好的沟通平台,对存在的共性和个性问题及解决措施展开多部门讨论。

(刘 芳 陈 清 王 敬)

第四节 医院绩效评价

一、医院绩效评价主体

医院绩效评价包括上级管理者评价、同级评价、下级评价、自我评价和外部评价。

(一)上级管理者评价

在大多数医院中,上级管理者评价是最常用的评价方式。这是因为员工对上级管理者负责,上级管理者最清楚员工的工作内容、努力程度和工作结果。对员工进行绩效评价是上级管理者监督和引导员工工作态度和工作行为的重要手段,能够确保本部门工作的顺利开展。但因为上级管理者在工作时间并不能时时与员工在一起,因此存在信息不对称的情况,很容易对员工的绩效评价产生偏差,因此需要其他主体提供绩效信息进行补充。

(二)同级评价

同级是指本部门和外部门与被评价者有业务协作的、处于医院同一命令链层次的组织成员。同级员工因与被评价者往来密切,所以更了解被评价者的日常工作情况,且对于工作合作情况也更为了解。虽然有学者认为同级评价的有效性较高,但也有其他一部分学者持反对意见,认为同级之间因为存在一定的利益冲突,因此可能会人为给被评价者赋予低分;也有可能被评价者和同级之间形成了利益团体,在绩效评价时相互串通,赋予对方高分。这都可能造成绩效评价脱离实际。

(三)下级评价

通过下级评价,管理者可以了解自身管理工作中存在的优势和不足,能够对管理工作进行持续改进。但下级评价实施的过程中很容易出现阻碍:一方面,管理者会因为担心下级给予自己不好的评价,而在日常工作中对员工的行为较为放纵、疏于管理;另一方面,下属会担心提供真实的意见会受到上级的报复,故意刁难自己,因此,下级评价在实际中并不多见。

同级评价和下级评价都属于同事评价。

(四)自我评价

自我评价就是员工对自身工作业绩的看法。有些医院在进行上级管理者评价时,会搭配着自我评价一起使用。因为被评价者的自我评价通常比上级管理者和同事对他们做出的评价要高,所以不能将自我评价作为绩效评价的唯一手段,只能作为辅助手段使用。通过发现自我评价与其他人员评价之间意见不一致的地方,能够帮助上级更加清楚地了解员工的自我认知,从而开展更有建设性的绩效面谈。

(五)外部评价

医院患者及与医院有业务往来的供应商,也是医院绩效评价的重要主体。患者是医院的服务对象,通过患者评价才能够从患者视角了解员工提供服务的实际效果;而供应商与员工在日常工作中接触较多,对员工工作专业度、态度等内容都能做出一定的评价。

二、医院绩效评价方法

绩效评价方法包括比较法、量表法和描述法3种类型。这3种类型的方法通常不会单独使用,而是综合运用,用于满足不同的绩效评价要求和目的。

(一)比较法

比较法是一种相对评价的方法,就是将评价对象进行相互比较,从而确定其工作绩效的相对水平。比较法的优点是操作简单,评价结果一目了然,缺点是无法在不同评价群体之间进行横向比较,难以解释评价结果的合理性,也难以解释绩效结果存在差距的原因。

常见的比较法有排序法、配对比较法、人物比较法和强制分配法。排序法就是将员工按工作绩效从好到坏的顺序进行排列,进而得到绩效评价结果,有直接排序和交替排序两种方式。配对比较法是将每一个评价对象都按照评价指标与其他评价对象进行两两比较,然后排序。这种方法是在排序法上进一步优化形成的,比排序法更加科学可靠。在医院实际的绩效评价中,配对比较法常用于对职位本身重要性的评价,以此来确定该职位的薪酬依据。人物比较法是在评价之前,在医院一个评价组内选择一个特定的员工作为参照标准,将其他员工与这一标准进行对比,从而得出评价结果。强制分配法是按确定的比例将评价对象分别分配到各个绩效等级,各医院根据自身实际情况把绩效评价结果按照不同的比例进行分配。

(二)量表法

量表法是通过专家咨询、打分等方式,赋予绩效评价指标相应的权重。评价人根据被评价者在各个绩效维度上的表现进行打分,最后汇总得出总分。相对于比较法,量表法更加客观准确,并且可以在员工之间进行对比,得出的结果可以直接用于人力资源管理的薪酬发放、职位调整等内容。

量表法主要包括图尺度量表法、等级择一法、行为锚定量表法、综合尺度量表法和行为观察量表法。图尺度量表法列示一些评价指标,然后将评价尺度划分为几个等级,每一等级对应不同的得分,评价者针对员工的工作情况在各个评价指标上给予相应的得分。等级择一法与图尺度量法原理相同,不同之处是将评价等级的图示换成了具有等级含义的短语。图尺度量表法和等级择一法因其操作简单、成本低的特点在医院中得到广泛应用,但这2种评价方法并不能为绩效改进提供建议。行为锚定量表法是将图尺度量表法与关键事件法进行融合,在每一个绩效水平上均用某一标准行为加以描述。该方法的评价指标相互独立,评价尺度也更加精确,能够有效反馈当前工作行为的不足,并为奖金分配提供可靠依据。但行为锚定量表法相对较为复杂,需要花费较多的时间和精力制作,因此适用的工作类型有限。综合尺度量表法将行为和结果相结合作为评价指标的标度,是结果导向与行为导向量表相结合的一种评价方法,但该方法设计与职位相关的指标尺度较为困难,因此设计成本较高。行为观察量表法是评价者根据各评价项目对应的标准行为对评价者的实际行为进行绩效评价。该方法操作简单,但适合较为简单的工作,对于流程较为复杂的工作则难以具体观察相应行为。

(三)描述法

描述法的设计和使用都较为简单,可以在任何被评价者身上使用,但是描述法没有客观的统一标准,难以进行横向比较,因此描述法只能作为其他绩效评价方法的补充。描述法包括态度记录法、工作业绩记录法和关键事件法。

态度记录法是评价者把被评价者在工作中表现出的所有态度都记录下来的一种绩效评价方法。需要注意的是,评价者不仅要将被评价者态度中好的部分记录下来,还要将不好的部分记录下来。工作业绩记录法是评价者将被评价者工作中的各种事实和工作业绩记录下来,形成工作业绩记录卡。关键事件法是评价者通过日常观察,记录对科室整体绩效产生积极或消极影响的重要事件。通过关键事件法,被评价者可以更清楚下一期应如何行动。

(乔 伟 吴 迪 武静雅)

第五节 医院绩效管理案例

案例1:某医院手术室绩效奖惩方案制订

(一)背景介绍

手术室是公立医院的核心部门,是各类医疗资源密集使用的重要平台,其运转高效与否,直接影响公立医院的服务质量与效益。某医院是大型综合三级甲等医院,拥有多个院区,患者数量和手术量处于高位,临床科室和手术室、麻醉部医护人员工作压力大。在改革前,该院首台手术开台时间因查房、患者准备等问题无法保证,经常出现9:00或者10:00之后才开始第一台手术的情况。同时,因缺乏手术接台规范,手术接台时间较长,随意停台现象比较普遍。为改变这一现状,该医院希望通过绩效激励,引导医护人员在8:30前完成切皮并开始手术,减少手术停台和手术记录不及时等情况的发生。

该院的手术室绩效方案包括奖励方案和惩罚措施。奖励方案方面,根据每月开台情况,对完成术日8:30前开台的治疗组给予首台手术费上浮奖励。同时,手术麻醉部对执行情况优秀的治疗组在术日及分台方面给予优先支持。惩罚措施方面,每月对治疗组首台手术开台情况、停手术情况进行汇总,对未达到要求的治疗组采取减少术日及经济单项处罚。

(二)案例实施内容

1. 建设目标 提高手术室工作效率和质量,保证首台手术开台时间,避免虚假手术、减少停台手术,确保手术记录的准确性,进一步提升医院精细化管理水平。

2. 实施方案

(1)成立考核评价小组 建立由运营管理部牵头,医务处、护理部、信息处、后勤保障处等部门组成的手术麻醉部"提质增效"考核评价小组。

(2)明确考核内容 ①手术麻醉部考核内容:手术麻醉部应严格按照国家和部门规范要求做好手术室各项工作,包括手术日设置、术前准备工作、手术麻醉人员管理等,切实保障手术正常开展。②手术科室考核内容:开展手术的临床科室做好手术登记、手术患者术前准备等,按照首台开台时间不晚于8:30的要求,保证首台患者和接台患者的手术正常开展,做好术后照料工作。严格遵守手术规范要求,杜绝虚假手术、非特殊情况下麻醉后停手术、无正当理由乱停手术等不良行为。

(3)建立考核机制

1)奖励机制:根据医院发展需要和科室实际情况,重点通过增加手术日、绩效奖励、通报表扬等方式,对完成要求的科室进行相应奖励。具体如下。①对首台正常开台的治疗组给予一定奖励,直接发放至治疗组。②对每月内首台手术均正常开台的治疗组,给予手术日倾斜奖励。

2)惩罚机制:包含以下几种。

● 针对虚假手术:对虚假手术按以下标准界定。①经查发现手术已做且不属于突发情况者,纳入虚假手术范畴。②科室安排非手术患者参与排台,纳入虚假手术范畴。

对虚假手术和麻醉后非患者因素停手术(如主刀医生在麻醉完成后未及时到达,致使手术无法继续)零容忍,一经发现查实,立即停该治疗组一个月术日,并给予2000元处罚。

● 针对停台手术:①治疗组当日如需停已排手术,需在HIS系统内申请作废并如实写明原因。②对停台情况按以下口径进行把控:每月每治疗组工作量达到10~19台,停台比例不得高于15%;达到20~39台,停台比例不得高于20%;达到40台及以上,停台比例不得高于25%。③针对21:00以后已排未做手术,治疗组申请作废并注明原因,不计入停台率的统计中。

● 针对开台、接台、分台流程:"提质增效"考核评价小组通过信息系统查询及现场巡查等方式,对开台、接台、分台等不符合要求的情况进行考核评价。针对首台,如治疗组首台未能准时开台(除不可抗因素外),当月出现2次,首台奖励调减一半;当月出现3次,首台奖励取消;当月出现3次以上,停治疗组术日1个月。如同一治疗组连续3个月首台未能准时开台2次及以上,停治疗组术日1个月。

经核查,因手术麻醉部导致未能准时开台,每人每次罚款1000元,同时对不能准确记录手术时间的手术麻醉部人员,每人每次罚款1000元;如同一人员连续3个月出现未准确记录开台时间,加倍处罚。针对接台和分台,由手术麻醉部"提质增效"考核评价小组制定相应管理办法,对手术麻醉部实施效果进行考核评价。

(4)其他事项 上述方案由运营管理部、医务处、护理部、信息处、后勤保障处共同推进实施并监督反馈。在执行过程中,若发现手术科室、手术麻醉部存在虚假填报信息情况,将进行严肃处理。其他未尽事宜,由手术麻醉部"提质增效"考核评价小组裁定和解释。

3. 监督反馈 在实施过程中,运营管理部、医务处、护理部、信息处和后勤保障处等部门定期对方案实施情况进行评价和反馈,向全院通报手术科室及手术麻醉部的执行情况。上述方案需手术麻醉部、各手术科室及行政职能科室严格贯彻落实。手术麻醉部作为主要实施科室,须起到主要督导作用。

4. 实施过程 该院2022年6月起,同时在A院区和B院区的部分科室开展手术室提质增效方案试运行工作。试运行期间,该院运营管理部工作人员从手术室护工到病房接首台手术患者开始跟手术流程,全面摸查提质增效方案实施后各个环节的开展情况,了解方案实施中出现的问题并及时反馈,对方案进行细化调整。在试行 1 个月后,提质增效方案在 2 个院区全面推开。

(三)结果成效

结果成效体现在首台奖励、停台率和虚假手术的控制方面。在首台奖励方面,该院实施手术室提质增效方案后,2022 年 7—8 月部分科室的首台奖励如表 3-1 所示。从表中可以看出,准时开台的医生都得到了一定程度的奖励。且随着医护人员逐步建立起了 8:30 准时开台的良好习惯,准时开台的手术比例越来越高,医护人员得到的首台奖励金额也有所提高。

表 3-1 某医院 2022 年 7—8 月部分科室首台手术准时开台奖励

院区	科室	医生	7 月奖励/元	8 月奖励/元
A 院区	妇科	医生 a	0.28	0.35
	妇科	医生 b	0.50	0.60
	妇科	医生 c	0.62	0.74
	妇科	医生 d	0.34	0.74
	妇科	医生 e	0.94	1.00
	妇科	医生 f	0.18	0.14
	肝胆胰科	医生 g	0.11	0.08
	肝胆胰科	医生 h	1.00	0.90
	肝胆胰科	医生 i	0.12	0.16
	肝胆胰科	医生 j	0.22	0.40
	肝胆胰科	医生 k	0.14	—
	肝胆胰科	医生 l	0.69	0.75
	肝胆胰科	医生 m	0.20	0.21
	肝胆胰科	医生 n	0.02	0.00
	肝胆胰科	医生 o	0.18	0.35
	骨科	医生 p	0.14	0.20
	骨科	医生 q	0.08	0.21
	骨科	医生 r	0.35	0.41
	骨科	医生 s	0.00	0.02
	骨科	医生 t	0.12	0.14
	骨科	医生 u	0.80	0.76
	骨科	医生 v	0.34	0.56
	骨科	医生 w	0.23	0.42
	骨科	医生 x	0.22	0.15
	骨科	医生 y	0.06	0.07
	骨科	医生 z	0.20	0.12

续表 3-1

院区	科室	医生	7月奖励/元	8月奖励/元
B 院区	妇科	医生 a	1.00	1.00
	妇科	医生 b	0.22	0.36
	妇科	医生 c	0.20	0.29
	妇科	医生 d	0.83	0.83
	肝胆胰科	医生 e	0.14	0.36
	肝胆胰科	医生 f	0.02	0.06
	肝胆胰科	医生 g	0.10	0.12
	肝胆胰科	医生 h	0.30	0.36
	肝胆胰科	医生 i	0.02	0.16
	肝胆胰科	医生 j	0.19	0.18
	肝胆胰科	医生 k	0.12	0.14
	肝胆胰科	医生 l	0.02	0.08
	肝胆胰科	医生 m	0.02	0.01
	肝胆胰科	医生 n	0.26	0.55
	骨科	医生 o	0.15	0.20
	骨科	医生 p	0.03	0.00
	骨科	医生 q	0.12	0.20
	骨科	医生 r	0.52	0.55
	骨科	医生 s	0.14	0.26
	骨科	医生 t	0.13	0.07
	骨科	医生 u	0.00	—
	骨科	医生 v	0.06	0.09
	骨科	医生 w	0.36	0.41
	骨科	医生 x	0.15	0.04
	骨科	医生 y	0.26	0.25
	骨科	医生 z	0.06	—

注：数据已经过标准化处理。

停台率方面，受到停台处罚的规范作用，两个院区 2022 年第三季度、2023 年第一季度和第二季度的停台率由 2022 年第二季度的 32.6% 降到 15.80%、11.49% 和 18.02%。如图 3-1 所示。

(四)经验总结

科学的绩效考核举措能够对医护人员的工作行为与业绩产生正面引导。该院兼用奖惩措施，推动了手术室提质增效方案的顺利开展。通过该院的手术室绩效改革，得出以下经验。

第一，形成绩效方案前，需要进行充分的调研和沟通。手术室绩效考核方案的对象是手术相关的医护人员，须在制订绩效方案时，充分考虑医护人员的诉求，了解他们的日常工作情况，有针对性地设计绩效方案。

第二，绩效方案的考核指标与奖惩措施联系起来，更加有利于绩效方案的顺利推进，并产生显

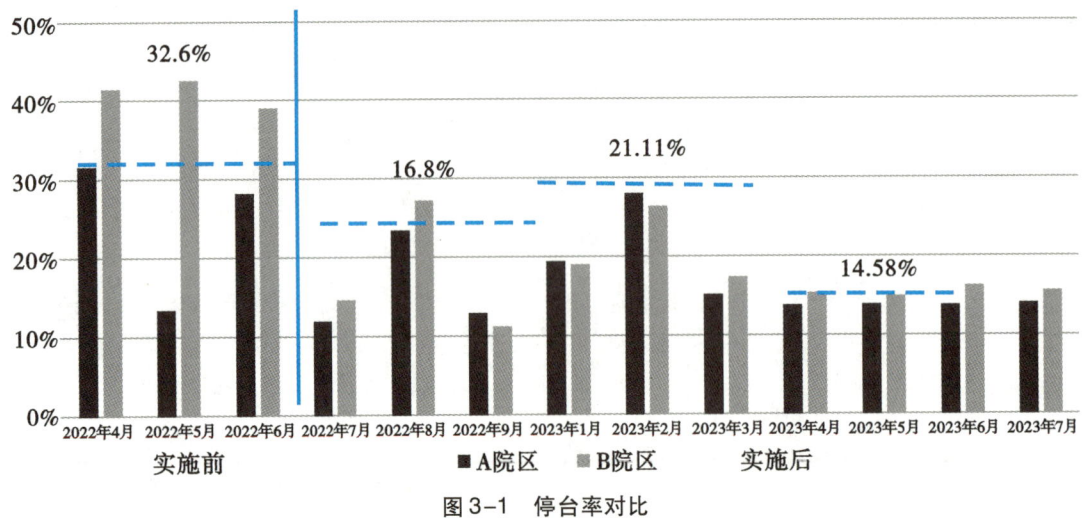

图 3-1 停台率对比

著效果。单纯的绩效考核指标及绩效目标对员工的督促考核约束力较小,需要通过外力和一些刺激性手段,辅助绩效考核目标的实现。

第三,在绩效方案实施时,应通过宣讲等方式使医护人员充分了解绩效方案的内容,对医护人员的疑问进行详细解答,使他们清楚绩效方案考核的重点以及今后工作努力的方向。

案例2:某医院重症科室绩效考核方案调整

中国共产党第十九届中央委员会第五次全体会议已明确,我国"十四五"期间经济社会发展以习近平新时代中国特色社会主义思想为指导,以推动社会高质量发展为主题,力争我国公立医院医疗服务和管理能力再上新台阶。

为推动公立医院高质量发展,更好地满足人民日益增长的医疗卫生服务需求,更好地调动医务人员积极性,人力资源社会保障部、财政部、国家卫生健康委、国家医保局、国家中医药局联合印发《关于深化公立医院薪酬制度改革的指导意见》(人社部发〔2021〕52号)(以下简称《指导意见》)。《指导意见》中包括逐步建立起主要体现岗位职责的薪酬体系,实行以岗定责、以岗定薪、责薪相适、考核兑现。合理确定内部薪酬结构,注重医务人员的稳定收入和有效激励,进一步发挥薪酬制度的保障功能。

小儿科、急诊科、重症医学科等科室收费项目少、材料和人力成本高、平均住院日长,当与其他科室运用相同的绩效考核方案时,医护人员的绩效会出现无法匹配工作量和工作强度、整体低于医院绩效水平的问题。所以,要对这些科室通过调整改革进行一定程度的倾斜,争取符合公立医院的公益性等原则或者至少保持在平均绩效以上的水平,保护医护人员的积极性。

重症监护室是医院的重要组成部分,主要收治各种由危重、急性等致病因素引起的具有复杂临床综合征、病情危重、并发症多的患者,在抢救及救治危重症患者方面发挥着巨大作用。因此重症科室必须采用先进的诊断、监护和治疗设备与技术,对患者病情进行连续、动态且严密的观察,并通过有效的干预措施,为重症患者提供规范的、高质量的生命支持,挽救患者生命,改善生存质量。

随着医院规模的扩大和重症患者数量的增加,某医院将重症科室细化分为外科重症、神经重症、呼吸重症和心内重症等专业重症科室,但原有的绩效考核方案没有随之进行修改,已无法适应当前重症科室细化后的运营现状,因此该院运营管理部针对重症科室的运营情况,对各院区的综合重症、外科重症、神经重症、心内重症和呼吸重症科室进行调研,多次召开座谈会听取病区主任和护士长等相关人员意见和建议,挖掘绩效考核方案中存在的问题,进而提出切实有效的绩效考核方案。

(一)重症科室绩效考核方案存在的问题

1. 外接患者没有规范化的绩效分配与收费方案　该医院的重症患者多来源于县市等一、二级医院的转诊。由于重症患者的特殊性,为保证途中安全,此类转诊患者需要医院救护车配备人员和设备前往下级医院接回。但该院对于外接患者没有固定的时间、人员和流程安排,导致救护车辆和重症科室无法有效配合,经常出现出车较慢、人员配备困难等问题。尤其在绩效和费用方面,存在外接患者无法收费,医院层面没有相应补偿的情况,外接患者由科室内部自己解决人员补助等问题,因此常因人员排班冲突、救护车及急诊司机出车积极性不高等因素导致外接患者流失。

2. 重症科室绩效水平低　重症科室医生和护士是医疗服务的直接提供者,其行为会直接影响医疗服务的质量,影响医院的建设和发展。重症患者的特殊性要求重症科室的医护人员理论知识丰富全面,实践操作能力强,必须拥有处理突发情况的能力。但目前该院部分重症科室正式工作人员的奖金甚至低于外出进修及该院轮转人员的奖金,未能充分体现疑难重症的服务价值,导致人员流失过大,无法培养重症专业人才,医护人员感知付出与回报不平衡,幸福感低,无法调动人员积极性。

3. 部分重症设备治疗费分成不明确　重症患者涉及的一些床旁治疗项目在第一次使用时,由康复、血液净化、体外支持等科室派本科室人员进行床旁操作,但后续的护理、观察、监控等操作均由重症的医护人员进行,相关科室并未派专职人员进驻重症科室,仪器设备的独立运营与重症管理相脱节,不利于重症专科建设,也产生了治疗费分成问题。

4. 重症医疗救治成本较高　重症科室由于患者自身特点,对无菌环境的要求较一般科室更为严格,导致洗手液、擦手纸、消毒用品、手套、帽子、口罩等消耗较多,故一次性医用消耗扣费占科室成本的比重较高,降低了重症科室可分配绩效的总量。

5. 重症科室过多强调床位周转和使用率等绩效指标不合理　重症患者多数治疗周期长,康复缓慢,为了确保医疗安全,不适宜过快将患者转出重症病房。同时,医院缺少亚重症病房对重症患者进行过渡,加床过多也不符合院感标准。

(二)重症科室绩效考核方案调整策略

根据调研中发现的问题,该院对重症科室绩效考核方案进行如下调整。

1. 从医院层面建立明确的急诊外接患者规范制度　梳理急诊外接患者流程、涉及的人员和事项,结合医院急诊外接患者的数量、集中时间段、疾病特点,将外接患者的时间、人员、流程、补偿等安排标准化,以调动工作人员对外接患者的积极性。对重症设置外接患者奖励,奖励标准为1000元/例。

2. 根据国家指南要求降低重症科室床位使用率绩效标准　原卫生部办公厅发布的《重症医学科建设与管理指南(试行)》将三级综合医院重症医学科床位使用率定在了75%,且重症病房需要留有一定数量的空余重症床位应对突发情况,有些特殊患者需要单间护理会影响相关床位。因此,将重症科室的床位周转系数调整为0.75,提高重症科室周转患者的弹性,促使其通过工作量来提升绩效水平。

3. 对重症专业进行内部资源重新配置　仪器设备由各专业重症科室统一管理,或通过绩效政策将使用仪器设备产生的治疗费进行适当分成,按10%分配核算收入计入重症科室绩效分配总量中,以提高重症科室医护人员的工作积极性。

4. 保持重症科室提成比例　通过对比分析(表3-2),发现重症科室的绩效提成比例已经处于较高水平,无须再提高提成比例,维持现有水平即可。

表 3-2 重症科室及相关科室绩效核算基本情况

院区	科室	核算人数/人	床位数/张	人均结余/元	人均工作量/人	提成比例	人均奖金/元
A院区	呼吸内科	0.03	0.56	0.65	0.79	21%	0.61
	呼吸重症	0.85	0.67	0.23	0.09	24%	0.03
	神经内科	0.26	0.69	0.51	0.41	21%	0.35
	神经重症	0.58	0.22	0.47	0.00	24%	0.21
	心血管内科	0.18	1.00	0.56	0.63	23%	0.62
	心内重症	0.35	0.00	0.23	0.08	23%	0.29
	内科	0.13	0.56	0.59	0.49	—	0.56
	综合重症	1.00	0.67	0.47	0.12	24%	0.34
	外科	0.15	0.82	0.57	0.47	—	0.53
	外科重症	0.86	0.22	0.27	0.07	25%	0.13
B院区	呼吸内科	0.00	0.58	1.00	1.00	23%	1.00
	呼吸重症	0.17	0.11	0.26	0.13	25%	0.23
	神经内科	0.10	0.58	0.52	0.48	24%	0.36
	神经重症	0.84	0.71	0.28	0.13	26%	0.00
	心血管内科	0.12	0.58	0.55	0.68	27%	0.71
	心内重症	0.39	0.18	0.00	0.17	27%	0.11
	内科	0.07	0.44	0.60	0.54	—	0.60
	综合重症	0.81	0.53	0.35	0.09	25%	0.12

注：除提成比例外，其他数据均已进行标准化处理，非真实数据。

(三) 结果成效

医院在对重症科室新的绩效考核方案进行试运行，证实了该方案能够发挥绩效考核的引导作用，规范了与下级医院或急诊对接患者的流程和科室内设备的使用步骤，提高了重症科室医护人员的满意度和积极性。

(四) 经验总结

公立医院处于由规模扩张转向提质增效、由粗放管理转向精细化管理的转型阶段，医院要根据各个不同阶段的发展方向和重点适当调整绩效考核等方案。该院之前的绩效考核方案已经不符合目前公立医院高质量发展的趋势，与其他科室一样追求高床位占有率等绩效指标无法体现重症等科室技术难度大、风险高的特点。经过改革之后的绩效政策符合国家的政策要求和发展方向，体现了科室的技术难度和工作强度，激励了医护人员的积极性。通过对重症科室的绩效改革，该院总结出如下经验。

1. 绩效考核方案改革需要医院领导层支持　绩效工作是医院各个层面工作的直观反映，与医院各个职工息息相关，牵一发而动全身。所以绩效考核方案改革需要医院领导层的关注、领导和支持，在院长和书记的亲自领导下，加强顶层设计，坚定推进绩效考核方案改革政策，上下一心，团结一致。

2. 政策制定前应充分展开调研　为更好地提升医护人员的积极性，实现"多劳多得，优劳优得"的目标，该院在新的绩效考核方案制定以前，相关科室人员多次深入临床病区调研，通过对所有重症科室调研,以开展座谈会等方式听取科室主任、护士长等人的意见,包括科室发展情况、运行情况和目前存在的问题,从而发现各个重症科室之间存在的共性和个性问题。针对调研所罗列的问题以及科室发展规划,制定出符合目前国家政策条件,切实有利于科室管理、发展和调动医护人员积极性的绩效考核方案。

3. 绩效改革需要各部门配合 绩效考核方案的制订和改革涉及运营、财务、医务、护理、医保和人事等各方面,需要负责的各职能部门协作,以保证绩效改革方案符合政策规定,准确且可实行。

4. 搭建院内联网信息系统提供技术支撑 绩效方案改革需要医院建立较为完善的信息系统予以支撑,精细化管理要求从数据抓取阶段就更精确和合理,将医务、医保和人力等平台尽量整合,从源头减少手误等情况出现的错误率。同时,信息平台定期及时向科室反馈,并确认领导、部门负责人和职工个人能够查询到相关指标的数据和结果。

5. 绩效考核充分发挥指挥棒的作用 绩效考核具有引导激励的作用,鼓励科室和医院向三级公立医院高质量发展的目标迈进。医院的绩效考核方案应向符合"国考"指标的方向改革,提高员工的积极性,激励医护人员和科室努力攻克疑难重症,提升医疗水平和医疗质量。

6. 后期持续监督反馈,保证方案长久运行 绩效考核方案改革之后,医院试运行3~6个月并将数据进行汇总分析,每个月根据科室指标和绩效情况与科室主任、护士长积极沟通,针对不合理细节实施动态调整。试运行期平稳过渡至正式施行之后,负责科室和管理人员也继续跟踪、监督反馈,以保证达到最大效果。

案例3:某医院绩效考核指标优化

某医院根据国家三级公立医院绩效考核要求,结合本院的实际情况,对本院原有的绩效考核指标进行调整,以促进医院在关键绩效指标上有所突破,提升医院在国家三级公立医院绩效考核中的水平。

(一)政策背景

2014年5月6日,中央下发《关于城市公立医院综合改革试点的指导意见》指出,根据医务人员的不同工作岗位和职责,确定相应的薪酬水平,建立科学合理的绩效考核机制,根据绩效给予相应的激励和奖励。2017年1月24日,人力资源社会保障部、财政部、国家卫生计生委、国家中医药管理局联合下发《关于开展公立医院薪酬制度改革试点工作的指导意见》,提出建立科学合理的薪酬制度制定公立医院的薪酬政策和薪酬框架,标志着薪酬制度配套政策正式出台。2019年,国务院下发《关于加强三级公立医院绩效考核工作的意见》,初步建立了三级公立医院绩效考核体系,对三级公立医院的医疗质量、运营效率、持续发展、满意度评价进行较为全面的绩效考核,标志着三级公立医院向着高质量、高效率的发展道路上前进。各省份可以根据上述意见,出台相关政策,落实本地区三级医院的绩效管理和考核工作。同年4月国家卫生健康委办公厅、中医药局办公室下发《关于启动2019年全国三级公立医院绩效考核有关工作的通知》,标志着全国三级公立医院绩效考核正式进入实施阶段。

国家层面加强对医院绩效管理的要求,将倒逼医院内部的绩效考核升级,进一步提升医院的服务水平和治疗效果。2021年3月,国家卫健委办公厅发布《关于2019年度全国三级公立医院绩效考核国家监测分析有关情况的通报》,对2019年以来绩效考核工作的开展情况进行了总结,并指出三级公立医院的运营效率需要进一步提高,注重调整结构,加强内部管理水平的工作。2023年2月,国家卫健委办公厅发布《国家三级公立医院绩效考核操作手册(2023版)》,进一步明确了绩效考核指标的内涵,修订了相关指标计算方法,增加了新的工作要求。

(二)实施的基础和必要性

在此政策背景下,各地医院需要加强自身的绩效管理和考核工作,制定相应的绩效指标和考核标准,建立科学化、客观化、公正化的绩效考核评估机制,确保医院的绩效考核工作能够落地生根,促进医院的整体绩效水平提高。自2019年国家实施三级公立医院绩效考核以来,某医院就根据操作手册制定了相应的绩效考核体系,并搭建了相应的信息系统进行数据采集与统计。

(三)绩效考核现状

该院现有的奖金方案是院科两级核算,院级核算是以科室为核算单位,主要考核内容为科室的医疗服务收入占比、周转效率和手术占比,根据每月科室指标实际情况,进行奖金核算,每年末根据绩效考核总体情况进行年终绩效奖励。科级二次核算是根据科室成员的职称、职务、工作年限、工作量与科研成果等指标对科室奖金进行二次分配。

现有的绩效核算方案存在一系列弊端:①忽视了医院的综合质量和服务水平,忽略了医疗质量和患者满意度;②医院绩效考核结果只以数字为依据,忽视了医院的实际情况导致医院的整体发展受限,无法充分发挥医院的优势和特色;③只追求短期的效益,忽视了医院的长远发展和社会责任,导致医院的服务质量下降,医疗资源的浪费和不公平分配;④在绩效考核过程中缺乏员工的参与和与员工的沟通,导致考核结果的公正性和合理性受到质疑。

(四)案例实施内容

1. 整体优化思路 坚持"稳增长、调结构"原则,以"试点先行、逐步推广、落实到组、小步快走"为指导,通过"明确调整方向→选取相应指标→确定目标值→制定考核规则→测算分析→筛选优化方案"思路,对该院绩效考核评价体系进行优化。

联合医务处、信息处等处室,分别从内科、外科和综合医技科室各抽选10个科室作为试点,向科室人员解释说明考核指标及考核方法,并试行该优化方案。对比分析方案试行前后试点科室的月度运营数据,比较"指标达标率""所选科室达标率"等结果,同时结合临床实际运营意见与反馈,检验指标设定的合理性,并依据试行情况对该方案进行适时调整。

2. 方案具体实施路径

(1)明确调整方向 现有绩效核算方案中的手术占比和医疗价值收入占比指标难以综合反映医疗质量、运营效率和成本控制情况,无法适应该院高质量发展的新要求。此次优化调整的目标是在基本不改变现有核算框架(结余和出院人数)的前提下,引入国考关键指标正向激励,促进奖金发放水平略有上涨。使用奖金增量部分进行考核,医院拿出奖金总额的一定比例作为考核总量。

(2)选取相应指标 依据"目标明确、易于分解"的指标选取原则,经与医务处沟通、广泛征询临床科室意见,将病例组合指数(case-mix index,CMI)、占DRG组分值前20病种的相对权重[RW(20)]、四级手术占比、药耗占比4个指标纳入考评体系,如图3-2所示。对内科、外科和综合医技类(平台科室)分别进行考核,其中内科考核CMI值、RW(20)值、药耗占比;外科考核CMI值、四级手术占比、药耗占比;综合医技类(平台科室)考核药耗占比。

1)CMI值:CMI值作为评价医疗服务技术难度的重要指标,反映了医院诊疗病例的技术难度及收治疑难重症的能力。CMI值与RW(20)值、表3-3中的4项指标共同构成"高质量发展指标"中的医疗质量指数。相较于其他指标,CMI值更能综合反映医院或科室医疗质量与安全管理水平。

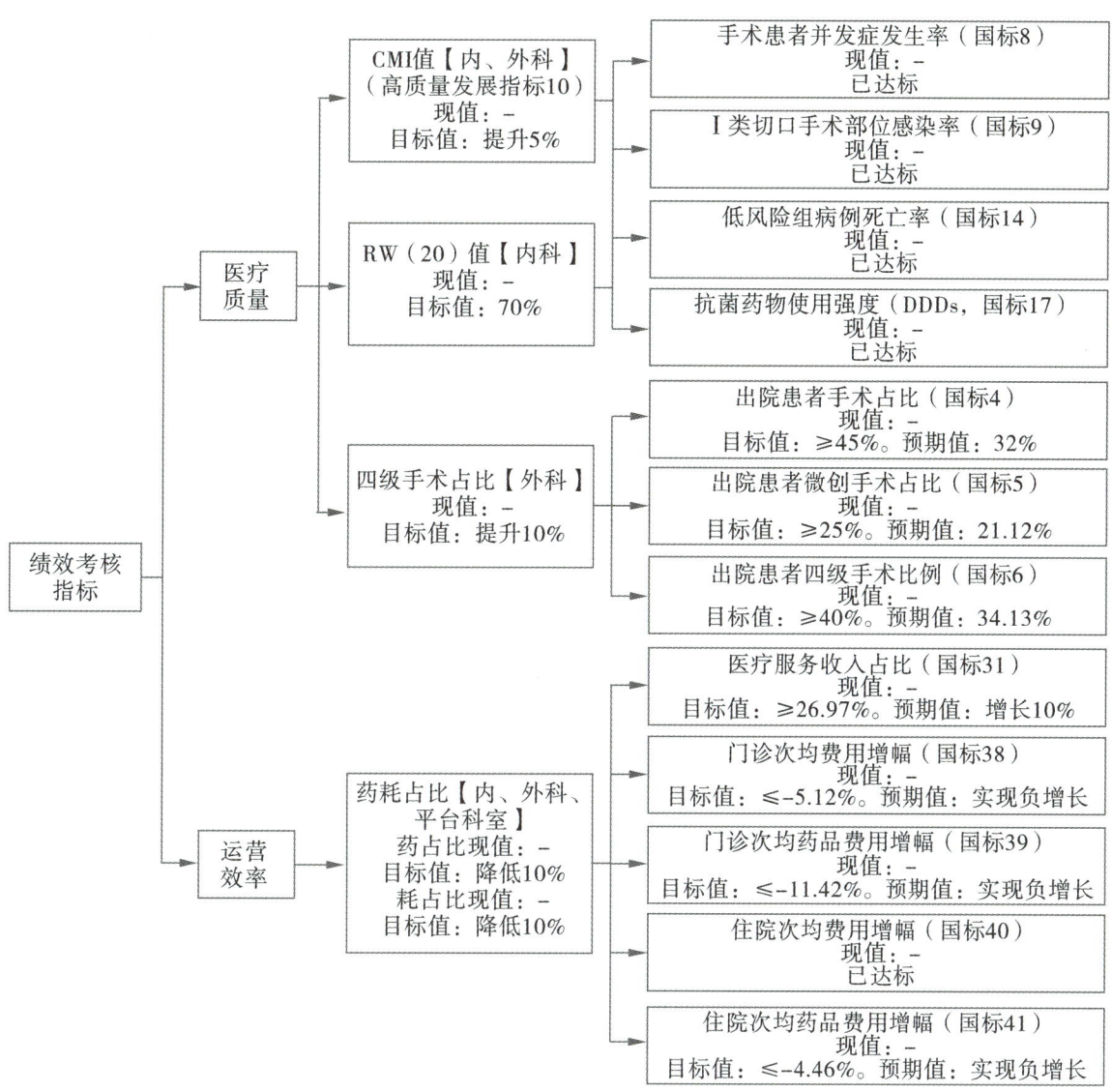

图 3-2 选取的绩效考核指标情况

注：现值已经过脱敏处理。

表 3-3 医疗质量指数相关国考指标与预估得分

国考指标	标准分	医院预估得分
手术患者并发症发生率（国标8）	35	35
Ⅰ类切口手术部位感染率（国标9）	35	35
低风险组病例死亡率（国标14）	35	35
抗菌药物使用强度（DDDs）（国标17）	25	25

2）RW(20)值：RW(20)值能够很好地体现患者的资源消耗和疾病严重程度，为不同专业、不同疾病、不同复杂程度的医疗服务提供了一个相对客观的比较依据，有助于帮助医院全面提高各学科的专科技术服务能力。同时，RW(20)值可以反映医院或科室的病种集中程度，从而指导科室进一

步调整病种结构,提高专业规划水平。

3)四级手术占比:采用四级手术占比指标衡量手术科室开展高难度手术的情况,以促进手术科室技术水平的提高,并引导手术科室优化出院患者手术占比(国标5)与出院患者微创手术占比(国标6),如表3-4所示。优化四级手术占比的同时,也能够对各科室的CMI值起到反向促进作用,实现手术质、量双提高。

表3-4 手术占比相关国考指标与预估得分

国考指标	标准分	医院预估得分
出院患者手术占比(国标5)	100	70
出院患者微创手术占比(国标6)	20	12
出院患者四级手术比例(国标7)	100	80

4)药耗占比:跳出单一指标考核的旧模式,以"药占比与耗占比之和(即药耗占比)"作为整体考核指标,引导各科室强化内部管理,规范诊疗行为,控制药品和耗材的不合理使用,降低药耗占比,提高医疗服务收入占比(国标31),进一步优化收支结构,如表3-5所示。同时,通过考核科室药耗占比还能有效控制门诊次均费用增幅(国标38)、门诊次均药品费用增幅(国标39)、住院次均费用增幅(国标40)、住院次均药品费用增幅(国标41),进一步扩大有效收入的增长空间。

表3-5 成本费用相关国考指标与预估得分

国考指标	标准分	医院预估得分
医疗服务收入占比(国标31)	30	20
门诊次均费用增幅(国标38)	30	28
门诊次均药品费用增幅(国标39)	20	11
住院次均费用增幅(国标40)	40	40
住院次均药品费用增幅(国标41)	20	18

(3)确定目标值 首先,为医院整体设置考核目标值。2023年预期医院整体CMI值提升5%,RW(20)值70%,四级手术占比提升10%,耗占比降低10%,药占比降低10%。

其次,为各科室设定考核目标值。医务处在制定医疗质量责任书时,为同一专科设置了相同的考核目标,如将A院区胃肠外科3个病区的CMI值统一设置为某一固定值,但这3个病区的实际CMI历史均值差异较大,实现目标值的难易程度不同,设置相同的考核目标不利于促进胃肠外科专业细化和整体发展。因此,综合考虑该院学科发展和专业细化的现实需求,结合临床科室的意见,同一专科不同病区采用各病区两年历史平均数据作为该病区考核指标的基准值。依据"督促落后、鼓励优秀"的目标值确定原则,对CMI值、四级手术占比、药耗占比进行分区间设置目标值。

1)CMI值:基于2021年和2022年1—9月病案数据(因疫情暂不考虑10—12月,下同),计算得出各科室平均CMI值,并对其进行排序。将CMI值分为3个考核区间,分别设定相应的预期目标,如表3-6所示。

对比各院区外科、内科和医技的CMI目标值与医务处设定的CMI目标值,如表3-7所示。二者差值较大的科室从高到低前十名分别为肝胆胰外三科、新生儿科(NICU)二病区、胸外二科、综合重症监护室(综合ICU)(5)、新生儿重症监护室(NICU)(5)、中西医结合科(2)、耳科二病区、胸外三科、综合二(2)、心血管外三科,差值最大为120%,最小为45%。

表3-6　CMI值设置区间及对应科室数量占比

区间	预期目标	A院区	B院区	C院区	D院区
CMI值≤1	提升10%	54.01%	69.51%	63.64%	66.67%
1<CMI值<1.5	提升5%	30.66%	19.51%	21.21%	33.33%
CMI值≥1.5	提升2%	15.33%	10.98%	15.15%	—

表3-7　CMI预期目标与医务处设定目标值对比

院区	学部	CMI值		
		预期目标值	医务处目标值	差值
A	外科	1.33	1.36	−0.03
	内科	1.05	1.17	−0.12
	医技	—	—	—
B	外科	1.15	1.30	−0.15
	内科	1.06	1.15	−0.09
	医技	—	—	—
C	外科			
	内科	0.81	0.92	−0.11
	医技	—	—	—
D	外科	0.94	1.16	−0.22
	内科	0.98	1.25	−0.27
	医技	—	—	—

2)RW(20)值:RW(20)值代表最高前20位DRG组出院患者例数占该病区出院患者例数的比例。如按2022年1—9月各科室平均RW(20)值为基准进行目标值测算,病种样本库过大,RW(20)值偏小,缺少实际意义。故参考医务处制定的"2023年度医院医疗质量与安全考核目标管理责任书",以RW(20)值≥70%为内科科室考核目标值。

3)四级手术占比:基于历史数据,计算得出外科科室平均四级手术占比,并对其进行排序。将科室分为三个考核区间,分别设定相应的2023年考核目标如表3-8所示,同时对比医务处设定的手术占比目标值,如表3-9所示。

表3-8　四级手术占比设置区间及对应科室数量占比

区间	预期目标	A院区	B院区	C院区	D院区
四级手术占比≤50%	提升10%	47.41%	50.62%	60.61%	75.00%
50%<四级手术占比<80%	提升5%	25.19%	24.69%	24.24%	16.67%
四级手术占比≥80%	提升2%	27.41%	24.69%	15.15%	8.33%

表3-9 四级手术占比预期目标与医务处设定目标值对比

院区	四级手术占比		
	预期目标值	医务处目标值(手术占比)	差值
A	75.26%	65%	—
B	74.43%	65%	—
D	62.08%	65%	—

注:因C院区无外科,故不设置四级手术占比目标值。

4)药耗占比:基于历史数据,分别计算得出各科室平均药占比和耗占比,以药占比和耗占比之和对科室进行排序。将药耗占比分为3个考核区间,分别设定相应的预期目标,如表3-10所示。

对比医务处设定的药耗占比目标值,如表3-11所示。同时,对比科室药耗占比目标值与医务处设定的科室药耗占比目标值,二者差值较大的科室从高到低前十名分别为老年心血管科、心血管内科一病区/CCU(5)、内科(3)、心内重症(CCU)(2)、肝胆胰外三科、心内科CCU、急诊外科(2)、耳科(2)、心内科二病区、心内科四病区,差值最大为37.18%,差值最小为24.84%,如表3-11所示。

表3-10 药耗占比设置区间及对应科室数量占比

区间	预期目标	A院区	B院区	C院区	D院区
药占比和耗占比≥60%	降低10%	38.06%	30.12%	24.14%	—
50%<药占比和耗占比<60%	降低5%	22.39%	28.92%	17.24%	61.54%
药占比和耗占比≤50%	降低2%	39.55%	40.96%	58.62%	38.46%

表3-11 药耗占比预期目标与医务处设定目标值对比

院区	学部	药耗占比		
		预期目标值	医务处目标值	差值
A	外科	53.65%	65.45%	-11.80%
	内科	47.40%	53.93%	-6.53%
	医技	60.74%	—	—
B	外科	52.90%	62.80%	-9.90%
	内科	46.39%	50.64%	-4.25%
	医技	64.39%	—	—
C	外科	—	—	—
	内科	46.12%	42.38%	3.75%
	医技	—	—	—
D	外科	53.80%	62.18%	-8.38%
	内科	41.81%	46.44%	-4.63%
	医技	55.20%	—	—

3. 制定考核规则 以"重奖励、正向引导"为考核原则,通过"定权重、测差值、定区间"的方法,明确考核规则。

（1）定权重　根据外科侧重手术、内科侧重疾病诊疗、综合医技侧重药耗使用的诊疗特点，CMI值、RW(20)值、四级手术占比、药耗占比在各科室的优化难度不一致。综合考虑各科室的实际情况，内科、外科和综合医技设置不同的考核权重。

内科 CMI 值考核权重为30%，RW(20)值考核权重为20%，药耗占比考核权重为50%。

外科 CMI 值考核权重为20%，四级手术占比考核权重为30%，药耗占比考核权重为50%。

综合医技类科室仅使用药耗占比作为考核指标。

（2）测偏差率/偏差值　根据各科室的当月 CMI 值、四级手术占比、药耗占比，测算其与目标值之间的偏差率/偏差值。CMI 值使用偏差率，四级手术占比、药耗占比使用偏差值。

偏差率=（目标值-实际值）/目标值×100%；偏差值=目标值-实际值。

（3）定奖励区间　根据偏差率/偏差值进行归类，具体奖励区间见表3-12。RW(20)值达标科室即可得到总量划分比例内的全部奖励金额。不达标科室或低于历史均值不进行奖励。

表3-12　考核结果对应的奖励区间

指标	目标值	奖励区间		
		一档	二档	三档
CMI 值	提升 10%	5%<偏差率≤10%；20%奖励	0<偏差率≤5%；50%奖励	偏差率≤0；100%奖励
	提升 5%	2%<偏差率≤5%；20%奖励	0<偏差率≤2%；50%奖励	偏差率≤0；100%奖励
	提升 2%	0<偏差率≤1%；80%奖励	偏差率≤0；100%奖励	—
四级手术占比	提升 10%	5%<偏差值≤10%；20%奖励	0<偏差值≤5%；50%奖励	偏差值≤0；100%奖励
	提升 5%	2%<偏差值≤5%；20%奖励	0<偏差值≤2%；50%奖励	偏差值≤0；100%奖励
	提升 2%	0<偏差值≤1%；80%奖励	偏差值≤0；100%奖励	—
药耗占比	降低 10%	5%<偏差值≤10%；20%奖励	0<偏差值≤5%；50%奖励	偏差值≤0；100%奖励
	降低 5%	2%<偏差值≤5%；20%奖励	0<偏差值≤2%；50%奖励	偏差值≤0；100%奖励
	降低 2%	0<偏差值≤1%；80%奖励	偏差值≤0；100%奖励	—
RW(20)值	≥70%	100%奖励	—	—

4. 测算分析　该院拿出奖金总额的10%、9%和8%作为考核总量进行测算。按照以上优化思路，反推测算2022年6、7、8、9月份和2023年2月份5个月的数据，检验考核指标对奖金总额的影响。测算结果与当月实际奖金总额对比变动幅度见表3-13。

表3-13　测算结果与当月实际奖金总额对比变动幅度

月份	院区	10% 比例	9% 比例	8% 比例
2022年6月	A	0.59%	0.62%	0.65%
	B	0.47%	0.51%	0.55%
	C	4.50%	4.48%	4.45%
	D	0.24%	0.34%	0.44%
	全院	0.67%	0.71%	0.74%

续表 3-13

月份	院区	10%比例	9%比例	8%比例
2022年7月	A	0.26%	0.27%	0.28%
	B	0.52%	0.54%	0.57%
	C	3.54%	3.53%	3.52%
	D	−0.09%	−0.03%	0.04%
	全院	0.44%	0.45%	0.47%
2022年8月	A	−0.51%	−0.40%	−0.29%
	B	−0.68%	−0.54%	−0.40%
	C	2.53%	2.63%	2.73%
	D	0.21%	0.27%	0.33%
	全院	−0.41%	−0.29%	−0.17%
2022年9月	A	−0.89%	−0.74%	−0.58%
	B	−0.85%	−0.68%	−0.50%
	C	2.83%	2.87%	2.91%
	D	0.70%	0.73%	0.76%
	全院	−0.66%	−0.51%	−0.36%
2023年2月	A	0.31%	0.37%	0.42%
	B	0.02%	0.09%	0.17%
	C	0.10%	0.09%	0.08%
	D	−1.39%	−1.25%	−1.11%
	全院	0.09%	0.15%	0.22%

按奖金总额的10%进行测算，各指标奖励总额及其占比见表3-14。人均奖金与原方案对比统计情况见表3-15。

表3-14 各指标奖励总额及占比

院区	CMI值达标奖励	RW(20)值达标奖励	四级手术占比达标奖励	药耗占比达标奖励	奖励总计	总量	占比
A	0.56	0.54	0.65	0.59	0.58	0.59	57.21%
B	0.31	0.36	0.31	0.29	0.29	0.30	57.07%
C	0.00	0.00	0.00	0.00	0.00	0.00	98.75%
D	0.06	0.10	0.04	0.01	0.03	0.05	48.27%
总计	1.00	1.00	1.00	1.00	0.97	0.99	57.23%

注：除占比外，其他数据均已进行标准化处理，非真实数据。

表 3-15 人均奖金变化情况统计

院区	人均奖金增加科室个数	人均奖金下降科室个数	奖金维持不变科室个数	参与考核科室总数
A	68	64	6	138
B	42	40	6	88
C	3	1	1	5
D	11	20	0	31
总数	124	125	13	262

5.医技科室目标值设置问题　由于数据统计问题,方案中的综合医技类仅包含中心手术部和日间手术部,未考虑医技科室。如超声、放射、口腔门诊、各类型实验室等,需要考虑这类部门是否应通过调整系数进行调节。

6.三四级手术统计口径问题　三级手术定义没有国家标准,现有统计数据来源于病案首页,是手术医生根据经验判断填写的手术级别。需医务处确定手术级别,统一手术目录。

（五）相关建议

1.考核指标的目标值应进行动态调整　以6个月为调整周期,直至达到医务处制定的目标值。同时,应加快建设运营管理决策平台,对各考核指标实时监控。

2.考核奖励发放至治疗组　CMI值、RW(20)值和四级手术占比按医务处提供的各治疗组数据为准,药耗占比按运营管理部统计的数据为准。根据有效收入占比,对各治疗组的考核奖励进行划分。

3.持续优化考核指标　为适应医保DIP支付对该院的要求,需要重点关注DIP结算情况,尽快组建由运营管理部、医务处、医保办等部门组成的科室运营辅导团队。

案例4：某医院药学部绩效考核方案调整及结果应用

（一）背景介绍

《关于加快药学服务高质量发展的意见》进一步明确要建立健全有关药师的绩效考核指标体系,坚持多劳多得、优绩优酬,收入分配向任务重、工作质量高的药师倾斜。虽然当前许多医院都已针对药师设计了专门的绩效考核标准,但随着医院高质量发展变化的趋势,原有针对药师的绩效考核指标体系已不再适应当前医院发展环境,对药师的绩效引导和激励作用降低,亟须进行绩效考核指标体系的改革。

某医院的药学部是国家重点发展专科,但长期以来,药学部的绩效考核与薪酬都以药品收入为标准进行衡量,在药学服务业务量逐渐增加、DIP背景下药品价格下降等影响下,原有的绩效考核方案已无法与药师的工作内容和工作量相匹配,制约了该院药学部的持续发展。基于此,该院通过对药学部的调研,了解当前药学部绩效考核指标体系存在的问题以及药师对绩效考核指标体系改进的需求,通过对一段时间内药学部的人员配备、工作内容、工作量等数据的分析,以工作量为新的绩效考核方案的衡量标准,调整药学部绩效考核指标的相关内容。

（二）案例实施内容

1.建设目标　通过对绩效考核指标的调整,使药学部的绩效考核和绩效分配更加合理,提高药师工作积极性和工作能力,促进药学部工作效率和工作质量的提高。

2.初始方案　该院运营管理部通过查找相关资料,结合药学部调研中了解到的实际问题,制定了初始绩效考核指标体系。初始绩效考核指标体系是在原有绩效考核方案的基础上,通过删减已不适合当前运营现状的考核指标、增加能明确体现药学部工作内容和效率的考核指标、调整已有指标的权重等方式,形成新的初始绩效考核指标体系。为稳步推进药学部工作绩效水平提升和医护人员绩效薪酬提高,新的初始绩效考核指标体系相比原方案不进行过大的变动,只进行内部微调,以避免改革过程中可能出现的阻力,如表3-16所示。

表3-16 初始版绩效考核指标

一级指标	二级指标
工作内容	调剂处方(医嘱)量
	审核处方(医嘱)量
	药学义诊
	用药建议、用药咨询
	药学临床查房
	药学不良反应上报
	处方(医嘱)点评
工作质量	医疗安全质量(纠纷、事故、差错、投诉)
	特殊药品、有效期药品管理
	所在临床科室抗菌药物使用强度达标情况
	所在临床科室基本药物使用情况
	质量安全改进
工作态度	服务意识
	工作纪律
	科研服务、成果
	学术教学
	创新性工作

3. 实施方案 将初始方案与药学部相关领导和医护人员进行讨论,剔除不合适、不合理、不适宜量化的考核指标,并修改表述不当的指标,得到最终版的绩效考核指标体系。在经过多轮研讨后,确定各项指标的对应权重。最终版的绩效考核方案将绩效考核指标按类型和权重划分为工作内容(70%)和工作质量(30%)两部分,如表3-17所示。

表3-17 药学部绩效考核指标

一级指标	二级指标	权重/%	
工作内容	调配处方(医嘱)量	70	10
	药品集中配置工作量		30
	用药检测工作量		30
工作质量	所在临床科室抗菌药物使用强度达标情况	30	10
	院区药占比(西药/中成药)达标情况		20

(1) 工作内容　工作内容是药学部的日常工作内容,该项总权重为70%。二级指标包括调配处方(医嘱)量,权重为10%;药品集中配置工作量,权重为30%;用药检测工作量,权重为30%。

(2) 工作质量　工作质量是国家层面和医院层面药品服务的重要内容,该项总权重为30%。二级指标包括所在临床科室抗菌药物使用强度达标情况,权重为10%;院区药占比(西药/中成药)达标情况,权重为20%。

(3) 考核方案　包括工作内容和工作质量两部分。

1) 工作内容:根据新绩效考核指标体系,提出两个工作内容部分的绩效考核方案。

方案一:根据药学部3个指标的历史数据(2023年1—6月)与月度奖金水平进行换算,得到每个工作量的奖金核算点值,然后根据每个月的工作量×点值进行奖金核算。该方案类似RBRVS点值核算方法,但存在历史数据及预期数据统计的问题,月度奖金变动幅度较大。

方案二:根据各个院区月度人均奖金(2023年1—6月)与药学部月度人均奖金水平的比值测算点值,然后根据每个月的工作量×点值进行奖金核算。该方案可以体现科室与所在院区奖金水平的相关性,因此最终选择了方案二执行。

2) 工作质量部分:采用各院区两个二级指标的历史均值(2023年1—6月),指标每下降1%,该部分绩效提升1%。

(4) 绩效考核结果应用方式　该院运营管理部以药学部2023年1—6月的工作量和奖金数据为基准值,计算与工作量相对应的奖金点值。A院区的调配处方(医嘱)量点值为0.275,药品集中配置工作量点值为64.860,用药检测工作量点值为111.595,所在临床科室抗菌药物使用强度达标情况平均值为50.69%,院区药占比(西药/中成药)达标情况平均值为31.45%。B院区的调配处方(医嘱)量点值为0.184,药品集中配置工作量点值为10.787,用药检测工作量点值为68.526,所在临床科室抗菌药物使用强度达标情况平均值为43.44%,院区药占比(西药/中成药)达标情况平均值为28.72%。得到点值后,与实际发生的工作量相乘即可得到最终的奖金数。

所在临床科室抗菌药物使用强度达标情况、院区药占比(西药/中成药)达标情况这两个指标的计算方式是工作内容指标中的3个二级指标奖金总和除以0.7,得到该月份达标时的总奖金值,再分别乘以所在临床科室抗菌药物使用强度达标情况、院区药占比(西药/中成药)达标情况这两个指标的权重值,得出两个指标所对应的该月奖金值,之后两个指标再分别通过乘以[1+(该指标2023年1—6月工作量平均值-该月该指标实际值)]对指标达标情况进行相应的奖惩。

4. 实施过程　自2023年7月1日起,新的绩效考核方案在该院A院区和B院区药学部试运行。在方案启动前,该院运营管理部和药学部参与制定绩效考核方案的工作人员到药学部进行新绩效考核方案宣讲,讲解每项考核指标的内容及考核方式,解答药学部医护人员对新绩效方案的疑问,为新绩效方案的广泛接受和顺利开展进行铺垫。

(三) 结果成效

计算2023年7月和2023年8月两个院区原方案和新方案的人均奖金并进行对比,如表3-18所示。可以明显看出,两个院区的新绩效方案的人均奖金均比原方案人均奖金高出一定数额。

新绩效考核方案实施后,药学部的医护人员切实感受到了绩效考核方式和奖金数量的改变,对药学部新绩效考核方案表示认同和满意。

表 3-18　2023 年 7 月和 2023 年 8 月绩效方案奖金对比

院区	2023 年 7 月		2023 年 8 月	
	原方案	新方案	原方案	新方案
A 院区	1	1.034	1	1.022
B 院区	1	1.021	1	1.033

注：数据均经过标准化处理。

(四) 经验总结及展望

1. 在 DIP 和药品集中招标采购背景下进一步优化绩效考核方案　随着医保支付方式改革和药品集中招标采购，疾病治疗不再按项目付费，对药品费用进行了明显限制，医院总体药品收入可能出现下降的趋势，如仍沿用药品收入为绩效考核标准，那么有可能出现药师为了达到甚至超过原先药品收入而多开药的情况，这不仅可能会加重患者疾病负担，还与医院整体绩效考核中对降低药占比的要求相违背，出现矛盾的局面，对医院开展后续工作不利。这就要求医院在新的改革背景下，不能仅以药品收入为衡量药师绩效水平的唯一依据，而需要丰富药学服务的绩效考核维度。案例医院以工作量替代了药品收入作为绩效考核依据，更能真实反映药师的工作水平。后续该院会继续探索在工作量的基础上，增加体现不同工作内容难度和强度的指标，采用综合性的绩效考核方案全面衡量药师的工作。

2. 在设计绩效考核方案时考虑药品预算　医院根据前期药品使用情况编制当年药品采购及使用预算，能够实现药品费用控制，避免无计划的药品使用造成的不合理的药品成本支出，有效控制药学部绩效分配的总资金池，为绩效分配提供更多空间。同时，药品使用预算可以作为绩效考核方案中的一项关键指标，直接反映医务人员对药物使用的控制情况。采购预算可由医护人员参与制定，综合考虑采购药品的有效性、经济性和替代性。此外，在绩效考核时，应结合药品价格变化、患者实际使用情况等因素及时调整和校准绩效考核指标的规定值。

3. 丰富药学服务内容　目前大多数医院药学部的绩效考核方案仍集中于用药量的多少，并未考虑通过增加不同类型的绩效考核指标引导药师提供多元化的药学服务，真正围绕"以患者为中心"转变药学服务模式。因此，医院可探索逐步开展辅助临床精准用药、互联网用药指导、慢性病用药指导和药师门诊等药学服务，加强多疾病联合用药 MDT，为患者制订综合用药方案，使药学服务更加贴近患者与临床一线，真正体现药学服务价值，促进药学部高质量发展。

案例 5：某医院消毒供应中心绩效考核改进方案

(一) 背景介绍

1. 政策背景　医院消毒供应中心承担医院内各科室所有重复使用诊疗器械、器具和物品的清洗、消毒、灭菌，以及无菌物品的供应工作，是预防和控制医院感染的重要部门。然而，基于传统管理观念的影响，消毒供应中心在某医院管理方面处于相对弱势的地位，绩效分配及考核机制不完善，在很大程度上影响了工作人员的积极性，也影响了该专业的发展。

在消毒供应中心实行绩效考核，不仅能完善科室管理制度，还能提高医护人员的专业程度，在整个科室形成良性竞争。对于消毒供应中心的考核，不能仅单一地考核工作人员的工作量，因为消毒供应中心的工作流程复杂，不同工作的内容差异较大，同类型工作间不同手术器械的处理时间也不同。因此，为了体现绩效考核的公平性，在对消毒供应中心进行绩效考核时，需要充分考量工作内容与工作量，制定科学公平的考核标准。建立和实施科学的绩效考核方案，能够充分调动人员的工作积极性，体现消毒供应工作的重要性，是管理者亟须解决的问题。

2. 实施的基础和必要性　原有的绩效考核方案已无法与消毒供应中心工作人员的工作内容和工作量相匹配,制约了该院消毒供应中心的持续发展。基于此,该院通过对消毒供应中心的调研,了解现行绩效考核指标体系存在的一些问题,具体如下。

(1)考核方案不统一,部门之间分配结果差距过大　消毒供应中心一部按照成本结余率的考核办法,人均绩效奖金为行政奖的70%左右,而消毒供应中心二部参照手术室的绩效奖金,人均绩效奖金为行政奖的110%左右,两者相差较大,造成消毒供应中心一部工作人员心理不平衡,工作积极性降低。

(2)消毒物品价格滞后,不能体现真实劳动价值　现行的一次性物品和诊疗包的消毒价格为2000年制定的价格,没有进行及时更新,导致很多项目成本倒挂,不能体现出真实的消毒成本,也不能真实体现消毒供应中心员工的工作量。

(3)考核方案激励效果小,不利于调动职工的积极性　原考核方案激励效果较小,不论是按照成本结余率核算,还是参照手术室核算,都未能有效体现出真实的工作量,也不能激发职工的工作积极性。

为进一步提高消毒供应中心的服务质量、运行效率及员工福利待遇,促进消毒供应中心更好地为临床服务,统一全院绩效考核办法,结合消毒供应中心的实际情况,制定消毒供应中心的绩效考核与分配方案十分必要。

(二)案例实施内容

1. 基本原则　效率优先,兼顾公平。建立以工作量核算为基础,依据工作量、工作质量、成本消耗、结余率等指标进行绩效奖金分配,实现多劳多得、优劳优酬。

2. 实施方案　基于前期调研发现的问题以及工作人员对绩效考核指标体系改进的需求,并结合对一段时间内消毒供应中心的人员配备、工作内容、工作量等数据的分析,新绩效考核方案以工作量为衡量标准,调整消毒供应中心绩效考核指标的相关内容,具体如下。

(1)提高一次性物品配送总收入的分配比例　根据调研情况发现,一次性物品配送在消毒供应中心总工作量所占的比例为20%左右,此类物品的配送技术含量低,但品种数量众多,人工工时较多,因此相应提高一次性物品配送总收入的分配比例。

(2)提高诊疗包的收费价格　前期分别与3个部门的老员工沟通,获取到消毒供应中心服务项目的真实成本价格,经测算无菌包收费价格、诊疗包收费价格、常用包收费价格分别要调增265%、176%和431%才能达到真实的成本价格。为引导消毒供应中心提供更多高价值服务,实现优劳优酬,将诊疗包的收费价格整体提高400%。

(3)新诊疗包价格用于核算绩效,消毒成本按原价执行　提高诊疗包的收费价格会直接增加临床及手术室的成本,从而影响全院的绩效考核方案,为减少临床科室的抵触,同时也为了维护全院绩效方案的正常执行,提高诊疗包的价格仅仅用来核算消毒供应中心的绩效,临床及手术科室的消毒成本仍按原价格执行,每月消毒供应中心报送至经办的收入明细中增加新价格,以便新老价格进行审核对比。

(三)结果成效

消毒供应中心绩效改进方案弥补了原有绩效方案中的不足,在一定程度上完善了消毒供应中心的管理制度,重点考察科室人员的专业程度,兼顾工作量和工作内容差异,对促进科室人员的工作积极性产生了重要作用。

(四)经验总结

医院消毒供应中心的绩效考核实施是一项系统性、长期性工程。科学的绩效考核机制能充分调动工作人员的积极性和主动性,提高工作效率,稳定科室队伍,促进整个科室的进步发展。在设计绩效考核方案时,不仅要考虑工作人员的工作量、工作质量,还要考虑其工作风险等因素。在制定绩效考核标准时既要具有科室特色,也要贴合实际工作,具有可操作性,能充分反映真实的考核情况,同时要注意奖惩并重,建立良性的考核循环。通过绩效考核体现消毒供应专科工作特性,及时、准确、有效的反馈,客观、公正的评价工作人员的表现和业绩,体现多劳多得、优劳优酬的分配原则,增加了科室组织执行力,团队凝聚力及良性竞争意识,增加自身职业认同感及责任感,充分激发工作潜能。在绩效考核的促进下,提高医护人员的积极性,鼓励更多的医护人员不断学习新知识,提高自身专业素质,在整个科室形成良好的竞争氛围。

由于消毒供应中心工作的特殊性,对于质量安全和灭菌的效果都要求必须100%合格。除器械组配工作难度大,耗时较长外,医疗器械的清洗与消毒也是工作的重点环节。因此,在制订绩效考核标准时,应当结合医疗器械科室工作岗位的性质、每一环节的具体任务、器械处理技术难度和风险等制定二次分配方案,综合考察医护人员的工作落实情况,保证多劳多得。通过考核优化工作质量,纠正工作偏差,提高工作人员的满意度是实施绩效考核的目的之一。同时,可定期对科室人员开展技术培训,提升其专业能力。

案例6:某医院儿科重症监护室绩效考核改进方案

(一)背景介绍

1. 政策背景　儿科重症监护室(pediatric intensive care unit,以下简称"PICU")是为了适应小儿危重症的医疗需要而集中必要的儿科医护人员和专业设备所形成的治疗重症患儿的场所,主要集中收治儿科危重症如脏器功能衰竭、生命体征不够稳定、严重中枢神经系统抑制等危及生命疾病的患儿。该区域收治的患儿病情均较为危重,对医疗质量的要求更高,对专业化的要求也更高。

某医院PICU在省内儿童危重诊疗方面居领先地位,已建成"科有特色,人有专长"的儿童疑难危重救治特色专科,设备先进、技术精湛,并被省卫生健康委员会评为"重点学科"。

然而,PICU原有的绩效考核方案已无法与医护人员的工作内容和工作量相匹配,制约了该院PICU的持续发展。针对PICU绩效水平不高的情况,为了更好地调动医护人员的工作积极性、主动性,充分体现按劳分配、多劳多得、公平公正的原则,实施新的绩效考核十分必要。

2. 实施的基础和必要性　对PICU进行了走访调研,了解到现行绩效考核指标体系存在的一些主要问题,具体如下。

(1)治疗组少,断层严重　治疗组少,并且断层严重,仅主任为高级职称,其余人员均为主治医生,收治能力较低。

(2)患者来源和收费价格受限　作为儿科重症监护病区,PICU患者来源单一,收费价格受到制约,导致绩效不能有较大起色,医护人员工作积极性不高。

(3)重症患者数不足,床位相对过剩,收治患者工作量不能完成　重症患者数不足,床位相对过剩,收治患者工作量不能完成。

为进一步提高PICU的服务质量、运行效率及员工福利待遇,促进PICU发展,结合PICU的实际情况,制订PICU的绩效考核与分配方案势在必行。

(二)案例实施内容

1. 建设目标　通过对绩效考核方案的调整,使PICU的绩效考核和绩效分配更加合理,调动工作人员的积极性,提升工作能力,提高工作效率及工作质量。

2. 实施方案　基于前期调研发现的问题,结合PICU工作人员对绩效考核的意见,对PICU的人员配备、工作内容、工作量等数据进行分析,以工作量为新的绩效考核方案的衡量标准,调整PICU绩效考核指标的相关内容,具体如下。

（1）适当降低PICU的周转系数　适当降低PICU的周转系数,调整周转系数与儿科保持一致,突出儿科重症的特殊性。

（2）调整病床　针对重症患者数不足,床位相对过剩的问题,调整PICU病区床位。B院区PICU病区核定床位为21张,将其中的11张改为普通病房,剩下的10张仍保留为重症监护病房,同时调减相应的护理人员。

（三）结果成效

经过绩效考核方案的调整,新的绩效方案进一步体现按劳分配、多劳多得的特点,且充分考虑了PICU专业特点。新的绩效方案实施后,PICU的员工积极性得到了明显提高,科室整体绩效水平整体向好。

（四）经验总结

与医院其他科室相比,PICU医护人员面临着巨大的工作压力,且日常工作难度较高。原先的绩效考核方案,无法体现医护人员的综合价值,削弱了员工工作积极性、主动性。通过对绩效考核方案的调整,使PICU的绩效考核和绩效分配更加合理,充分彰显按劳分配、能者多劳的特点,调动了工作人员的积极性,提升工作能力,提高工作效率及工作质量。

科学合理的绩效考核方案,能起到有效的激励作用,激发生产力中最活跃的因素,最终发挥提高管理效益的目的。在缺乏竞争机制的管理下,工作开展必然出现消极、差错等不良情况。实施绩效考核与惩罚制度,可以促使医护人员增加工作的责任心,其制度目标明确,责任划分清晰,对医疗质量为合格或出现护理工作纠纷、失误等情况进行必要的惩罚,真正可以实现责任落实人头,这样使医护人员在工作过程中提高认真的态度,与其薪金挂钩后,更能使医护人员在日常工作中注重医疗质量,发现问题及时解决,提高工作效率和质量。

（乔　伟　蒋　帅　吴　迪）

第四章 医院薪酬管理

第一节 医院薪酬管理概述

一、医院薪酬管理概念

(一)薪酬的定义

在社会发展的不同阶段,人们对于薪酬的定义存在着不同的理解,因此薪酬的含义往往无法一概而论。从现代经济学和管理学的层面出发,可以将薪酬定义为员工在为指定组织提供价值服务后所获取的报酬总和,其主要是由3种模式组成。

1. **窄口径薪酬** 主要是指福利政策、有形服务之外的货币薪酬。

2. **中口径薪酬** 包含直接薪酬和间接薪酬,直接薪酬包含了工资、奖金、津贴、业绩提成、股权分红等;间接薪酬包含了福利政策、社会保障等具备有形服务特性的待遇。

3. **宽口径薪酬** 宽口径薪酬是在窄口径薪酬和中口径薪酬基础上的再次升级,其中不仅包含了中口径薪酬的全部内容,并将其纳入经济型薪酬的行列,同时增添了非经济型薪酬,将员工的精神层面需求列为主要内容,更为重视员工在精神层面获得的满足感,例如企业归属感、事业成就感、职业生涯发展空间期许感等。

(二)薪酬的组成部分

当前薪酬的主要组成部分包括基本薪酬、可变薪酬和间接薪酬,其主要定义和特性如下。

1. **基本薪酬** 所谓的基本薪酬就是组织根据员工所在的岗位性质、工作能力、行业市场标准所拟定的固定薪酬,基本包含了基本工资、岗位薪资、工龄补贴、特殊技能补贴等经济型薪酬。基本薪酬是员工薪酬的稳定来源,也是组织开展可变薪酬管理的出发点和立足点,虽然基本薪酬会随着员工的岗位变动、能力提升、经营发展现状和趋势、工龄增长等出现一定的变动,但是整体而言基本薪酬较为稳定,其浮动频率也是较低的。

2. **可变薪酬** 以当前薪酬管理制度的学术研究现状和实践应用情况来看,可变薪酬所包含的内容都是呈现不固定的形式,日常薪酬管理制度当中常见的可变薪酬有浮动薪酬、绩效薪酬、激励薪酬、长期分红薪酬、短期业务提成薪酬等。综合来看,可变薪酬往往是基于员工绩效来进行评定的,是与组织经营发展、个人能力表现等有直接关联性质的经济型薪酬,是以奖金、利润、股权、期权等形式来呈现的。可变薪酬与基本薪酬最大的不同在于,可变薪酬具有多变性、不稳定性,其主要目的在于激发员工的工作积极性,适用于经营目标冲刺、重要节点发力等,也可作用于日常的市场拓展、效率提升、质量保障等基础性工作方面。从适用对象来看,组织的高层管理者、核心技术人员更加适合长期可变薪酬制度,市场拓展人员和一线工作者则更适合短期可变薪酬制度。

3. **间接薪酬** 间接薪酬通常是为员工提供生活保障、提升岗位待遇、增强员工归属感、提升团队凝聚力所采取的薪酬方案,其中既包含国家明文规定的法定福利,也有组织根据自身情况所拟定的组织福利政策,其相较于基本薪酬和可变薪酬,间接薪酬最大的特点是其表现形式往往是以物质和服务的方式进行支付,并且同一行业内的不同组织的间接薪酬往往存在较大的差异。

(三)薪酬管理定义及组成

1. 薪酬管理的定义 薪酬管理是指组织根据自身的发展目标和相关战略,结合内部实际情况(人才结构、经营效益、发展需要)和外部影响因素(包含市场竞争、人才竞争、行业现状)来进行自身薪酬结构、薪酬水平以及薪酬组织形式的确定,并根据组织的发展现状和实际因素不断进行调整的过程,是提升内部凝聚力和竞争力的重要手段。

从传统意义上来讲,初期的薪酬管理模式往往更多注重的是在物质资源方面的分配,追求的是以物质利益的形式来实现员工队伍的稳定性,忽略了员工的心理因素、进步因素等自身心理预期。随着社会人文发展、管理学研究内容的深入,当前的薪酬管理已经从最初单纯的物质资源为核心的管理分配向以"人"为核心的要素管理方面来转变,更为注重个体对于组织发展的影响,组织的领导者也认识到薪酬管理不是单纯的劳动力购买,而是内部培养人才、管理人才、吸引人才的重要载体和工具。

2. 薪酬管理的组成

(1)薪酬管理 薪酬管理具有系统性,要保证薪酬管理体系符合组织当前的经营状况、员工的基本素养、行业的人才竞争情况等,要在进行薪酬管理体系建设的同时,兼顾日常的薪酬管理,从而保证薪酬管理能够为组织的发展、人力资源团队的构建提供支撑。日常薪酬管理往往是对于组织薪酬管理的动态调整,往往是具体实施层面的日常应用。

(2)薪酬体系 薪酬体系指组织所有薪酬的全部单元的汇总,包含了薪酬水平、薪酬结构、薪酬支付方式。其中薪酬水平是以当前所在行业的平均薪酬支付能力为基础,结合企业的经营现状以及未来的市场预期所拟定的,既要有横向的同行业竞争对手的对比,又要保证纵向的内部调整。薪酬水平是能够在一定程度上表现出组织在行业内的人才竞争能力和市场竞争能力,是衡量一个组织综合实力的重要参考依据。

薪酬结构往往对应的是组织内部的薪酬序列,以及该薪酬序列下的薪酬层级、薪酬等级,并由此来保障内部不同层级(尤其是管理层级)、不同岗位的工作人员能够对应自身职责,发挥自身效能。在目前的市场经济体制下,组织所采用的薪酬结构往往是由基本薪酬、可变薪酬和间接薪酬组成,在上文中已经做了具体的讲述,在这里不再赘述。值得一提的是,薪酬结构往往也体现了组织在薪酬管理理念、薪酬管理系统等方面的思想,例如同等薪酬额度下,不同的组织往往薪酬结构不同,其对于员工能力的激励侧重点、激励的意义也是不同的,这也是组织经营理念的内在表现,衍生出4种常见的薪酬体系。

1)岗位薪酬体系:主要是以员工的岗位职能、岗位价值为基础来进行薪酬分配,其主要特点是根据员工的基础素质、发展潜力来进行岗位分配,并根据对应的岗位来设定对应的岗位薪酬。该体系最大的特点是能够实现内部薪酬分配相对公平,能够较好地激发岗位员工的工作积极性,但是也在一定程度上限制了员工发展。岗位薪酬体系往往应用于生产类组织。

2)绩效薪酬体系:主要是根据员工的工作业绩来进行薪酬的发放,其与员工的工作业绩成正比关系,能够较好地激发员工工作积极性。绩效薪酬体系的最大特点就是同岗位员工因为绩效完成情况的不同会产生较大的薪酬差距,能够在一定程度上激发员工的工作积极性。绩效薪酬体系往往在市场销售类、培训类等以市场业绩为主要营收方向的组织中应用。

3)技能薪酬体系:主要是根据员工的技能水平、知识储备、专业资质为基础,对员工的薪酬水平进行拟定。技能薪酬体系能够激发员工的学习积极性,对于搭建内部人才队伍起到一定的促进作用。技能薪酬体系的特点是同岗位下不同技能等级的员工薪酬水平相差较大。技能薪酬体系往往应用于科研类、医疗类等以技术为导向的组织当中。

4) 市场薪酬体系：主要是根据区域内、行业内的标准来进行薪酬体系的拟定，通常都是新组织用来进行人才挖掘、行业龙头企业保持人才稳定常用的薪酬体系模式。该薪酬体系的主要特点就是能够快速获得员工的认可，可以达到人才吸纳和人才保留的目的。

目前我国市场经济发展的大环境下，薪酬体系往往是多方面融合的，基本不存在单一的薪酬体系，往往都是以某个薪酬体系为主，其他薪酬体系为辅，进行综合性的薪酬体系搭建，从而规避单一薪酬体系模式下存在的问题。总结起来就是薪酬体系在市场竞争和社会发展、学科进步的推动下，实现不断发展、完善和融合。

(3) 薪酬管理体系　薪酬管理体系包含了组织的薪酬政策、薪酬结构、薪酬计算、薪酬支付、员工薪酬层级的评定（包含职称评定）等方面，包含了领导层对于员工能力的激励态度，也包含了领导层对于薪酬在促进组织发展方面的作用的考量和看法。通常来讲，构建公平、合理、经营目标导向性、员工成长激励性的薪酬体系能够帮助员工进一步发挥自身能力，提高员工对于管理层下发任务的执行效率，通过薪酬支付将员工与企业维系成利益共同体，让员工感受到自我价值的实现，从而达成组织和个人的双向成长，也更有助于组织吸纳人才和培养人才。薪酬的计算和支付涉及具体的实施，在下文的医院薪酬管理体系当中，将进行具体的分析和解读，在此仅进行简单的要点提示。

员工薪酬层级的评定不仅包含了职称评定，也包含了日常对于员工工作能力的考评，其中涉及对于职称和能力等级的评定依据和标准，有助于组织形成良好的薪酬分配体系，在内部形成优胜劣汰的竞争环境，对于稳定员工团队，增强内部工作效能，提升组织竞争力，体现组织文化都有着非常积极的作用。

一般来讲，薪酬管理体系的设计一般都是遵从如下的原则。

第一，薪酬管理体系要符合行业竞争原则。任何组织的薪酬管理体系的拟定最主要的出发点是要适应当前行业的基本薪酬水平，由此来保证在行业人才市场内的吸纳力，实现内部岗位的长期稳定、人才梯队的建设发展。

第二，薪酬管理体系要符合组织战略发展原则。组织的薪酬管理体系的建立要符合组织的长期发展要求，并且明确薪酬体系与业务体系之间的关系，由此来保障薪酬管理体系对于组织发展目标的支撑和对员工才能的激发。

第三，薪酬管理体系要兼顾内部公平原则。薪酬管理体系的建立要保证所有员工薪酬层级、薪酬等级调整标准和考核的一致性，同时根据不同岗位、不同职位、不同工作能力、不同业绩表现等进行不同的薪酬设定。

第四，薪酬管理体系要发挥激励性原则。最大限度激发员工的工作积极性是开展薪酬管理的基本目标之一，因此薪酬管理体系的建设和设计要切实保证激励性原则，尤其是在可变薪酬和间接薪酬方面，要充分考虑到员工岗位工作、企业核心业务、利润和薪酬比例等因素，通过可变动的弹性因素激发员工的工作积极性。

第五，薪酬管理体系要遵从经济成本原则。薪酬管理体系要根据组织发展的成本因素、行业市场情况、资金周转期限等进行合理化拟定，要保证薪酬支付的期限、薪酬标准的拟定、薪酬调整的范围在组织可控成本的区间之内，从而保证组织能够长期、稳定、高效的发展，避免薪酬管理体系对组织的资金安全、资金周转周期造成压力。

第六，薪酬管理体系要遵循合法合规性原则。国家的法律法规对于保障员工的合法权益有着明文的规定，因此组织在进行薪酬管理体系的设计时，要充分结合国家的相关政策法规，实现体系建立、制度建设的合法合规性，这既是薪酬管理体系的底线，也是降低组织经营风险的重要措施。

二、医院薪酬管理体系

(一)薪酬结构

从当前医院行业的整体情况来看,医院医务人员的薪酬结构主要是由基本工资、绩效工资、津贴补贴和福利四大部分组成,按照前文中的薪酬组成部分来看,医院的薪酬结构基本涵盖了基本薪酬(基本工资)、可变薪酬(绩效工资)、间接薪酬(津贴补贴和福利)3个要素。

1. **基本工资** 医务人员的基本工资基本等同于岗位工资和薪酬层级、薪酬等级的总和。根据当前医疗行业的市场情况来看,医务人员的岗位工资一般是以专科技术类、管理类、工勤服务类、医疗服务技术类来确定。薪酬层级和薪酬等级则是根据不同员工所具备的专业资质、工作能力、职称等级来进行进一步的划分,并通过与岗位工资之间的结合,来体现员工在能力、资历方面的差异。

2. **绩效工资** 绩效工资在薪酬管理体系当中属于可变薪酬,主要是用来衡量医务人员的工作任务完成情况和日常医疗工作的开展情况。目前医院行业内的绩效通常是以月绩效的方式来进行核算,一般来讲临床、医疗技术、医疗服务等业务科室通常是根据科室的收支结余情况为基础,并结合不同科室的职责、医疗风险系数、技术系数、医疗人员的劳动负担强度等进行具体核算,得出最终系数。行政管理类、后勤服务类的岗位人员则是根据一线医疗工作人员的平均绩效进行一定系数的分配,具体的分配系数通常是由医院领导层进行研讨后决定。

3. **津贴补贴及福利** 该部分薪酬属于间接薪酬部分,通常是由卫生津贴、高温补贴及国家规定的相关保障政策所拟定的(公立医院往往是以"五险一金"的形式来体现)。

(二)医院薪酬管理的影响因素

综合来看,医院薪酬管理体系的设计要基于国家制度,根据医院所处的地理环境、经济发展水平、区域内的竞争情况、医院盈利预期、员工的专业水平、人才吸纳能力来开展,上述因素在医院进行薪酬管理体系搭建的过程当中起到较为重要的引导作用。通常地理环境优越、经济发达、区域内技术优势明显、实力较强的医院在薪酬管理体系设计当中往往起点更高,员工待遇更好,区域内人才吸引力更强。

但是,任何因素都不是一成不变的,医疗行业的发展势必会受到社会、经济、行业、政策四大要素影响,由此所带来的薪酬变化也是必然的。对此应当充分认识到:第一,医院薪酬管理体系的设计与构建是一个长期的过程,并且是一个不断完善、不断升级的动态管理过程,不能抱着一劳永逸的态度。第二,薪酬管理体系不单单是薪酬的发放和管理,而是贯穿了医院整体运营的各个方面,需要从多角度去了解跟进,才能更好地实现与医院运营、管理之间的契合性。第三,薪酬管理体系注重的是医院整体,而不是单个部门、科室或者是群体,因此在进行薪酬管理体系的设计、建设和变更时,要站在客观、全面的立场上。

(徐艺铭 张路薇 王婧妍)

第二节 医院薪酬管理案例

案例1：H医院薪酬管理体系优化案例

(一)H医院的基本情况概述

1. 医院概况 H医院是位于山东省济南市的三级甲等公立医院。H医院的骨科、肾内科、内分泌科、麻醉科是国家级和省级重点专科，呼吸内科和急诊科也颇有建树。山东作为全国医疗服务行业大省同时也是人口大省，对于医疗服务的规模需求较大，质量要求较高，结合政府的支持、自身优秀技术和人才支撑，H医院的规模也较大，截至目前医院已经建设有3个院区，总计60个医学专业学科。

2. H医院现有薪酬体系现状 H医院作为山东省的公立三甲医院，属于事业单位，施行的是差额拨款的形式，基本薪酬发放仍由医院的自主运营来支撑，目前H医院的薪酬管理是岗位薪酬为基础的混合薪酬体系，基本符合当前薪酬管理理论当中的体系组成，即由岗位工资和薪酬层级作为固定基本薪酬，绩效考核作为可变薪酬，福利和津贴作为间接薪酬。

(1)岗位工资 对于医疗专业技术人员，H医院遵循当前事业单位对于专业技术人员的岗位分级制度和政策，按照员工的岗位薪资层级来进行划分，由上到下的划分为以下等级。

正高级(主任医师)——岗位薪资层级1～4级；
副高级(副主任医师)——岗位薪资层级5～7级；
中级(主治医师)——岗位薪资层级8～10级；
助理级(医师)——岗位薪资层级11～12级；
技术员级(助理医师)——岗位薪资层级13级。

按照上述层级，对应的岗位薪酬的具体标准如表4-1所示。

表4-1 医疗专业技术人员岗位工资标准

岗位薪资层级	工资标准/元
1级	6780
2级	5380
3级	4670
4级	4090
5级	3430
6级	2960
7级	2750
8级	2380
9级	2140
10级	1950
11级	1750
12级	1930
13级	1595

管理岗按照事业单位相关规定进行十级岗位薪资层级设定，主要人员为行政管理人员、行政工作人员、后勤管理和服务人员为主，岗位薪资层级由1级至10级逐渐递减，具体标准如表4-2所示。

表4-2 管理岗岗位工资标准

岗位薪资层级	工资标准/元
1级	6780
2级	5540
3级	4660
4级	3880
5级	3130
6级	2660
7级	2250
8级	1980
9级	1740
10级	1600

（2）薪级工资 H医院作为公立医院，按照医疗技术人员和行政管理人员的薪级标准进行了六十五级的薪级工资制定，工资标准参照了山东省的薪级工资标准、医院的实际运营情况和省内医疗专业人才竞争情况进行浮动，从最低的335元至最高层级的7814元。

H医院对于员工薪级工资的制定要素包含了员工的专业素养、任职时间、临床经验、岗位等级，作为相对稳定的基本薪酬的组成部分，H医院采用的是年终考核评审制度，根据员工的实际表现情况进行年终评审，并根据评审结果进行次年的薪级工资调整。整体的薪级工资等级和具体金额如表4-3所示。

表4-3 薪级工资标准

薪级	工资标准/元	薪级	工资标准/元	薪级	工资标准/元	薪级	工资标准/元	薪资	工资标准/元
1	335	14	879	27	1860	40	3218	53	5043
2	365	15	941	28	1950	41	3337	54	5231
3	395	16	1003	29	2040	42	3456	55	5419
4	425	17	1070	30	2139	43	3575	56	5632
5	459	18	1137	31	2238	44	3704	57	5845
6	493	19	1209	32	2337	45	3833	58	6058
7	530	20	1283	33	2436	46	3962	59	6271
8	567	21	1357	34	2545	47	4103	60	6484
9	614	22	1434	35	2654	48	4244	61	6750
10	661	23	1516	36	2763	49	4385	62	7016
11	713	24	1598	37	2875	50	4526	63	7282
12	765	25	1680	38	2987	51	4667	64	7548
13	822	26	1770	39	3099	52	4855	65	7814

(3)绩效工资　H医院的薪酬管理体系当中,对于可变薪酬采用的是绩效工资的形式,主要是以月度的绩效考核为基准,采用院科两级核算的模式进行分配,对于临床和医技业务科室,H医院采用的是根据科室现有收支结余为基础,并参照绩效考核结果进行绩效工资的核算。H医院对绩效工资的制定原则是充分考虑到科室和个人对于医院日常经营发展的贡献度,采用灵活分配的形式进行。

具体结算模式为各科室自行统计,并且按照医院制定的绩效考核标准进行计算;医院根据当月的运营情况进行绩效总额的拟定,并根据科室的绩效完成情况完成分配。临床科室内部通常按照医护比例6∶4的比例进行科室内的二次分配,并且设立了科室内部的二次考核标准:医生根据门诊数量、手术量来进行核算,并结合岗位、职称、工龄年限以及患者满意度反馈、医疗服务质量考评结果等得出最终结果;护理人员则主要是跟岗位、职称、工龄年限相挂钩。医技科室二次分配主要是根据职称进行核算,根据现有工作人员的不同岗位标准进行核算。行政后勤科室则是根据不同岗位职称对应的医疗科室岗位人员的绩效进行平均核算。

(4)津贴补贴和福利待遇　H医院在员工的津贴补贴和福利待遇方面,严格按照国家有关规定执行,职工享受国家规定的五险一金、卫生和岗位津贴、工会福利等。同时,济南市三甲医院较多,山东省内医院行业人才竞争较为激烈,为了鼓励员工长期留院工作,H医院还对于工作满3年以上的员工提供年终奖和工龄补贴。同时,为了进一步强化医院内部的人才队伍建设,H医院每年还组织优秀员工外出进修,鼓励职工进行学术研究和专科技术申报、临床理论探讨等,对于取得突出成绩的职工予以表彰。

(5)薪酬动态调整　H医院为了保证薪酬管理体系能够符合医院发展实况,充分激发内部员工的工作积极性,稳定医院在省内、市内的医疗地位,采用了动态薪酬调整的方式,通过整体调整和个人调整双重模式来不断提升薪酬管理与医院、行业、社会的匹配度。整体调整方面,医院领导层根据物价涨幅、行业竞争、医院营收等外部因素,对于岗位薪级、薪资层级、绩效奖金等进行调整,保证现有薪酬制度能够符合发展现状,综合来看,整体调整的结果是薪资水平呈上升趋势。个人调整方面,医院制定了较为完善的内部晋升方案和渠道,主要包括内部职工的岗位晋升、职务变动、工龄增长、学历和素养提升、学科成就等内容,并且每年进行打分排序,按照名次进行人员的薪酬标准提升,并且进行全院公示。

(二)H医院薪酬管理体系存在的问题

H医院根据现有的薪酬管理体系,结合医疗行业发展现状和国家政策规划、院内工作人员的详情反馈,对自身薪酬管理体系当中存在的问题进行了总结。

1.薪酬管理体系存在缺陷,有待进一步完善　第一,H医院薪酬管理当中薪酬动态调整部分的问题较为严重。其主要表现在由于医院内部专科发展水平存在一定的不均衡性,不同医疗科室的业务表现存在差距,尤其是重点专科和其他专科之间的差距尤为突出,这就导致其他专科的医务人员的动态调整浮动较小,日常绩效也存在差距;同时,由于行政与后勤科室发放的是医疗科室的平均数,部分医务人员认为薪酬管理的"公平性"有待提升,尤其是护理岗位工作人员更为不满,这也是导致H医院护理岗位工作人员(尤其是新晋护理员工)变动频繁的原因。第二,薪酬管理体系当中缺乏监督机制。H医院的薪酬管理体系当中,人事部门全权负责全院的薪酬方案拟定、人员岗位薪资和薪级水平、科室和部门绩效指标与具体考核,无论是部门科室,还是员工都是被动地接受考核、接受指标,对于界定标准、考核合理性等无法表达自身见解,这就容易导致薪酬管理体系与员工需求、内部和谐、一线工作需要脱节。第三,考核方式与实际情况脱节。H医院的薪酬管理体系当中已然明确要将部门科室、员工的日常工作态度、医疗服务质量、患者满意程度等纳入薪酬考核内容当中,但是未搭建与上述内容相匹配的反馈机制和考评标准,往往只能通过业绩表现来间接反映。

2. 绩效考核与薪酬管理的结合性不足　就H医院近年来的薪酬发放体系组成来看，固定薪资占据了总薪资体系当中65%~70%的比例，可变薪酬（绩效工资）所占比例仅为20%~25%，可变薪酬的激励作用未能切实发挥，同科室、同岗位、同薪级情况下，员工的薪酬总数未有明显差距，"平均化"现象严重。

3. 岗位分析评价不够完整　H医院当前对于员工的岗位分析评价模式较为单一，仅是通过学历水平、医疗技术储备、教研能力、业务能力等，过于倾向于技术指标，对于不同岗位的劳动强度、责任担当、日常工作条件等因素涉及较少，这就导致了部分岗位员工对于薪酬管理体系存在不满，尤其是护理岗位工作人员表现尤为明显。

4. 薪酬结构多样化不足　该问题是当前很多医院在薪酬管理体系方面存在的不足，公立医院更是如此。前文中提及H医院薪酬管理体系当中，基本薪酬占绝对比例，其中职务、技术、工龄要素影响明显，资历老、工龄老的医务人员收入要远远高于新晋的高质量人才收入，而学术贡献、临床贡献、学历补贴等作为可变薪酬范围内要素则影响较小，这就不利于搭建高素质人才队伍，也容易对员工的积极性造成影响。

5. 福利体系未能紧跟时代发展趋势　H医院在员工福利方面，秉承着传统的法定福利待遇和津贴等为主的福利体系，但是随着社会发展，医疗工作人员的福利需求也悄然发生改变，仅仅依靠原有的福利体系已经不能满足员工需求，尤其是青年员工需求。例如现有年轻医疗工作者往往更重视心理需要，渴望被认同，而当前H医院的侧重点还是在传统福利待遇方面。

（三）H医院薪酬管理体系的优化方案

为了更好地了解H医院在服务能力影响范围内其他医院在薪酬管理体系方面的情况，H医院展开了调查，具体是以薪酬水平、薪酬发放结果的形式进行汇总，从而更好地了解自身薪酬管理体系在行业内的实际水平，为深入优化提供参考依据。在薪酬管理体系调研内容方面，调查本地同行业、同资质、同类型医院各个岗位的薪资构成情况，所采用的激励手段，绩效考核的实施办法，重点工作岗位人员和高端技术人员、重点培养人才的薪资结构、薪资水平等内容。在薪酬管理体系调研途径方面，通过济南市人社区、省卫生健康委员会等部门进行相关数据的调阅，获取济南市另一所三甲医院（Y医院）行政管理和后勤人员、医护人员的平均薪资水平。在薪酬管理体系调研结果方面，Y医院作为与H医院同资质、同类型的三甲医院，其2021年平均薪资水平较H医院多800~1900元，两家医院整体规模、营收水平、医疗服务能力基本一致。追溯至2015年，Y医院与H医院员工的薪资水平基本持平，平均薪资差额在300元以内，后续发生较大差距的原因在于Y医院于2018年开展薪酬管理体系优化工作，根据医院现有医疗服务能力、济南地区的医疗服务需求趋势等要素进行了调整，因此H医院的薪酬管理体系优化势在必行。

1. 基本薪酬制度方面

（1）推行同工同酬　医院所有医务人员的薪酬体系遵照同工同酬原则，同科室、同岗位、同专业水平、同薪级下，薪酬水平基本一致，强调绩效考核、工作表现、患者满意度等因素作为薪酬差距的重要参数。

（2）明确岗位分析和评价制度标准　岗位薪资作为H医院医务人员的主要薪酬组成部分，其优化结果成为本次薪酬管理体系优化设计能否满足预期目标的关键，也是基本薪酬制度改革的重点。做好岗位薪资的科学、合理拟定，需要对岗位进行科学、全面、客观地分析，对于不同医疗工作岗位的任职标准、人员职责、日常风险承担等要素要进行全面科学的调研和汇总，从而得出具体的岗位薪酬的优化方案。

H医院明确岗位分析和评价制度标准的做法是通过与一线医务人员、科室负责人员、医技人员、人力资源管理部门进行交流，深入了解日常医务人员所需具备的专业素养、所承担的风险责任、不同岗位的工作负荷情况等,并进行汇总,建立岗位说明书,以岗位说明书的内容作为岗位分析和评价制度的标准。例如,表4-4为H医院外科主治医师岗位说明书。

表4-4　H医院外科主治医师岗位说明书

姓名		部门	外科	岗位名称	外科主治医师
工资等级	专技10级	直接上级	外科主任	考核周期	月度考核
具体任职要求					
学历	专科学历及以上	专业要求:临床医学或外科学		从业资格	执业医师资格证、主治医师资格证
工作环境	普通外科门诊、急诊和病房、手术室	工作概述:在直接上级指导下开展日常医疗、教学和指导工作			
工作技能要求	具备良好的沟通能力,较强的医疗工作计划执行能力,熟悉所在科室的相关救治技能,能够完成普通外科常见的诊断、治疗工作,熟练进行普通外科手术、临床操作等技能				
职责明细					
职责一:业务方面 1. 能够严格遵守国家相关法律法规,遵守医院的各项规章制度,严格按照医院制度、诊治流程、技术操作标准开展所负责的医疗工作,听从上级领导的任务部署和安排,尽职尽责履行自身职责 2. 积极参与主治医师查房工作,时刻关注患者的病情变化,做好查房记录 3. 负责值班、门诊、会诊、人才管培工作 4. 配合主任医师做好本科室的日常医疗服务工作,推进科室医疗服务质量提升 职责二:教研方面 1. 负责对医师、实习医师的工作指导工作 2. 对下级医务人员的医疗文书、诊断说明进行核查 3. 对下级医务工作人员的医疗工作进行指导和监督 4. 协助科室主任医师做好内部诊疗研究工作 5. 开展疑难病症的临床科研和方案建议					
可能存在的风险	1. 外科手术失败的风险 2. 医患纠纷的风险				
所需协调关系	1. 与本医院其他专科技术人员、管理人员进行协调 2. 与患者家属之间的协调 3. 与其他科室进行联合诊疗工作的协调				
岗位工作负荷	外科作为日常医疗服务中的重点科室,主治医师所肩负着较为繁重的工作任务,同时需要对上负责、对下指导和监督,岗位工作负荷较大				

在岗位分析的基础之上,H医院还组织医疗专家组、人事专家组根据各个岗位上的工作要素重点、对医院日常工作的贡献程度进行评价要素的汇总,同时设定相应的分值,充分考虑到岗位评价的关键要素,同时考虑到不同岗位上、不同薪级待遇人员的工作特点。H医院通过从岗位技能水平、岗位责任压力、日常工作难度、风险环境因素4个维度进行岗位要素的明确,并设定对应的医院医务工作人员岗位及技能要素等级表,如表4-5所示。

表4-5　H医院医务人员岗位及技能要素等级表

岗位技能水平	
医疗技术水平	1. 需要拥有高水平的专业知识技能,能够在各项医疗服务工作当中起到主导作用(100) 2. 需要具备较高的专业知识技能和管理能力,能够独立处理医疗事务(80) 3. 需要具备正常标准的专业知识技能,能在上级指导下完成基本医疗任务(50) 4. 需要具备基本的专业知识技能,只能负责简单的医疗工作,无法独立进行医疗服务(30)
沟通和领导能力	1. 能够实现内外医疗业务沟通,并且能够根据沟通结果及时跟进工作开展(100) 2. 能够实现较大范围内的沟通,能够通过沟通及时发现问题(80) 3. 多为日常性、常规性的沟通,做好反馈工作(50) 4. 沟通能力较弱,沟通范围较窄,只能进行程式化的工作(30)
岗位责任压力	
工作范围影响	1. 工作范围涉及医院多项活动,能够辐射其他科室的业务开展(100) 2. 会对某个重点学科的研究项目产生影响(80) 3. 会影响下游的医疗服务流程(50) 4. 工作范围影响仅限于本科室,影响较小(30)
工作压力影响	1. 需要快速做出决策意见,工作任务和责任较为艰巨(100) 2. 需要快速做出决策意见,工作任务较为复杂,责任较重(80) 3. 有时需要快速决策,工作任务多样化,有一定的责任(50) 4. 不需要自身做出决策,工作任务常规化、程序化(30)
日常工作难度	
工作复杂性	1. 工作任务十分复杂,需要具备处理多项事务和问题的能力(100) 2. 工作比较复杂,需要具备分辨和选择、执行的能力(80) 3. 工作较为复杂,需要具备处理一般事务的能力(50) 4. 工作不复杂,较为容易掌握(30)
工作风险	1. 岗位工作需要承担极大风险,一旦出现意外对于医院医疗工作影响巨大,也会对患者造成巨大损伤或者影响(100) 2. 有较大的风险,一旦出现意外会对患者带来较为严重的影响(80) 3. 有一定的风险,出现意外后会给患者带来一定的影响(50) 4. 风险不大,出现意外后给患者带来的影响较小(30)
风险环境因素	
工作量大小	1. 工作量极大,需要耗费大量的精力,工作负荷较重(100) 2. 工作量较大,需要耗费较多精力(80) 3. 有一定的工作量,需要耗费一定的精力(50) 4. 工作量较小,精力消耗有限(30)
工作时间特征	1. 工作时间根据医院需求而定,往往需要加班,无法自主决定(100) 2. 上下班时间根据工作情况而定,但是一定程度上可控(80) 3. 上下班时间较为固定,经常需要小幅度加班(50) 4. 可以按照正常时间上下班,偶尔需要加班(30)

在完成对于岗位分析和评价工作之后,H医院在专业人力资源和薪酬管理人员的建议下,组织了由H医院现有的人事管理人员、各科室的负责人员和具有丰富工作经验和管理经验的高级职称医务人员组成岗位评价工作小组,以H医院现有的肾内科、骨科、内分泌科、急诊外科和ICU的主任

医师岗位作为实例进行岗位评价分值表的制作,从而区分不同岗位在医院日常运行过程当中的具体价值,为后续薪酬管理体系优化、合理分配绩效提供基础,如表4-6所示。

表4-6 H医院岗位评价分值表(部分)

岗位评价要素		肾内科	骨科	内分泌科	急诊外科	ICU
岗位技能水平	医疗技术水平	56	56	80	71	100
	沟通和领导能力	65	57	74	71	88
岗位责任压力	工作范围影响	62	65	71	79	88
	工作压力影响	50	50	56	84	100
日常工作难度	工作复杂性	62	59	68	84	90
	工作风险	76	70	68	76	88
风险环境因素	工作量大小	59	62	65	90	100
	工作时间特征	46	42	40	84	100
总分值		476	461	522	639	754

(3)引入平衡记分卡 之前H医院的薪酬管理体系存在着考核指标过于单一,在激励性方面的作用不够明显的情况,因此H医院将搭建合理的绩效考核模式作为薪酬管理体系优化过程当中的重要内容。一方面,站在财务管理角度,保证绩效考核能够与医院的实际经营情况结合,同时将医疗服务公益性目标、患者就诊满意度、医院人员的学习成长情况纳入其中;另一方面,要保证薪酬管理体系优化的科学性,充分考虑到绩效薪酬作为可变薪酬与员工实际表现情况的结合,避免个人因素、平均思想对于绩效考核的影响,因此进行了平衡记分卡的设定。

H医院在进行平衡记分卡设定时,充分考虑到自身作为公立医院的特性,不仅要保证医院的正常营收水平和成本管控情况、工作流程的执行情况,更要将不同岗位医务人员的风险承担、患者就诊满意度、医风医德等非财务因素考虑在内,实现经济效益和社会效益的同时兼顾。为了保证平衡记分卡设计能够符合H医院的实际情况,H医院召集人事管理人员、日常绩效考核人员、临床专家人员进行综合设计,从财务数据着手,综合治疗成功率、患者就诊满意率、医疗事故发生率、收治患者住院率等医疗服务要素,并将学术课题研究、教研和管培人才培训、学术机构的荣誉等学习和研究要素纳入其中,最终实现收入、资历、贡献程度、人才成长空间、专业素养构成的全面薪酬考核思路,如表4-7所示。

表4-7 H医院平衡记分卡(临床科室部分要素)

维度	指标	指标说明	权重	评分
技能要素(25%)	1.收支比(0.3) 2.药品销售收入(0.2) 3.体检和医疗检查收入(0.2) 4.患者平均诊疗费用(0.2) 5.医用耗材支出(0.1)	1.绩效考核当月的科室和医院的收入和支出差额 2.药品当月的销售额,并设立较为合理的标准值 3.体检和医疗检查当月收入 4.医疗服务总费用/总诊疗人数 5.耗材支出费用/当月的总支出	1——0.750 2——0.050 3——0.050 4——0.050 5——0.025	

续表 4-7

维度	指标	指标说明	权重	评分
内部运营 (30%)	1. 医疗事故数量(0.4) 2. 医疗服务确诊率(0.2) 3. 医疗计划完成率(0.2) 4. 收治患者数量(0.1) 5. 教研和人才管培(0.1)	1. 当月发生的违规操作、误诊等医疗事故 2. 患者入院后 2~3 d 完成准确就诊 3. 当月医疗服务计划完成情况 4. 医院就诊人数和住院人数、住院率、空床率 5. 实习人员、管培人员的成长情况和培养情况	1——0.12 2——0.06 3——0.06 4——0.03 5——0.03	
患者 (30%)	1. 患者就诊满意度(0.3) 2. 医疗就诊成功率(0.2) 3. 患者权益维护情况(0.15) 4. 处方药物合格率(0.15) 5. 手术愈合率(0.2)	1. 根据患者投诉情况进行汇总 2. 参照医治患者的治愈情况 3. 是否保护患者隐私权、自主选择权、知情权 4. 按照 H 医院和国家相关规定,保证合格率大于96% 5. H 医院作为三甲医院,手术愈合率必须达到97%及以上	1——0.090 2——0.060 3——0.045 4——0.045 5——0.060	
学习和成长 (15%)	1. 学术课题(0.3) 2. 论文发表(0.3) 3. 学术任职(0.2) 4. 自我提升(0.2)	1. 国家级、省部级、市厅级 2. 学术期刊、SCI 3. 医疗学术机构的任职 4. 参加继续教育或者是专业	1——0.45 2——0.45 3——0.30 4——0.30	

通过上述临床科室平衡记分卡的设定可以看出,H 医院在绩效考核时充分衡量了各个要素在推动医院医疗工作质量和效率方面的作用,并以被考核人员的具体表现情况进行可变薪酬的发放,同时相较于传统的以医院营收和工作指标完成情况为主的绩效考核模式不同,该模式更为注重多方面因素的综合考量,以调动医务人员工作积极性、强调医疗服务质量、突出医院医疗水平提升贡献、鼓励学术理论和实践研发为特性的多核心、多要素的薪酬管理体系,从而体现不同类型和层次的员工薪酬总和之间的差距。

2. 薪酬结构方面的优化　H 医院的薪酬结构是由岗位工资、薪级工资、绩效工资和福利补贴四大部分共同组成,由于 H 医院属于国家公立的三甲医院,因此固定的岗位工资、薪级工资和绩效考核当中的基础绩效值要充分参照国家的标准文件和相关法律该法规执行,H 医院自身没有较大的调整空间。对此,H 医院为了进一步激发薪酬管理对于医院员工工作积极性、提升内部管理效率的作用,对于原有的薪酬结构比例进行了调整。采用的具体办法是将原有的绩效占比比例进行适当的提高,从原来的65%提升至目前行业内同资质、同规模的医院水平之上,范围拟定在70%~75%。

同时,在岗位工资、薪级工资的固定数额无法大范围变动的情况下,H 医院从住房补贴、公积金数额提升、交通补贴等福利津贴方面着手,在保证符合国家规定的基础上进行了适当的提高。对此,H 医院参照了当前济南市的同类三甲医院以工资总额中相对固定部分的1.5 倍作为缴纳系数的做法,根据医院的经济实力和发展水平,进行了相应的提高。

此外,H 医院在此次薪酬管理体系优化过程当中,充分考虑到了医务人员工作繁忙、陪伴家人时间较少的情况,对入职 3 年以上的员工(无论是事业编制还是劳务派遣合同人员)家属提供免费体检、团建、节假日礼品等,并且家属还能享受每个月固定次数的医院食堂免费就餐福利,在很大程度上提升了 H 医院医务人员的满足感和归属感。

3. 薪酬水平方面的优化　H 医院的公立医院属性导致医院在进行岗位薪酬、对应薪级数额调整方面自主性较差的原因之一,因此 H 医院在此次薪酬体系优化改革注重从人力资本的层面着手,重视内部对于人才的培养机制,以提高医务人员的专业素养、提供更多薪级增长、岗位薪酬成长空间,拉动医务人员在薪级平均水平上的高度,不仅实现了对于员工工作积极性的培养,同时还将人力资本同薪酬管理体系、医院内部人才培养体系、医务医疗服务质量提升规划进行了整合。

4. 薪酬组合要素方面的优化 H医院在此次薪酬管理体系优化工作过程当中,在薪酬组合要素方面的优化思路是通过非经济型薪酬的优化模式着手,通过进一步优化办公环境、提高后勤服务保障、开展医院思想文明建设和医风医德建设等一系列工作,让现有医务人员提升对于医院的认同感,在同等薪资水平下,医务人员对于薪酬的满意度、工作积极性都有了显著的提升。同时,H医院建立了医院级、科室级的沟通渠道,员工可以根据薪酬管理体系中的相关内容进行反馈,医院院长开通了院长专线,为员工解决日常工作、学习当中的问题和困难,打造民主、公平、团结的和谐氛围。

为了弥补原有薪酬管理体系当中对于心理激励较为单一的缺陷,H医院通过开展院内先进典型实例宣传、优秀医务工作人员评选、医风医德先进人物、思想交流会议等方式,多频次、多角度地对医务人员的工作表现予以肯定。

H医院原有的薪酬管理体系当中,对于员工的自我学习、学术进步、交流培训也有相关的政策支撑,但是更倾向于临床岗位,对于行政后勤管理岗位的较少,同时也存在学习提升和日常工作相矛盾的情况。针对于此,H医院在此次优化改革当中,注重为员工搭建多元化的学习渠道,不仅包含医疗岗位,也包含行政后勤和管理岗位,同时通过区域内的医院人才和技术合作、高端院校产学结合等方式为员工的成长提供更多助力。在经济层面,H医院在本次优化中也针对需要脱产进修人员制定了方案,给予学费报销、成果奖励等激励方式。

5. 薪酬管理体系管理问题的优化 在对于H医院薪酬管理体系中的问题分析中可以得知,当前H医院的薪酬管理的专业人才缺乏,多数为医护人员的转岗而来,在专业程度和知识储备方面尚存在一定的不足。针对该情况,H医院在人才招聘时重视了对于薪酬管理专业人员的招聘工作,并且组织专业人员对于现有管理队伍进行专业化培训,对于理论知识、系统重点、实际应用进行了重点突击,并派遣在学习中表现较为优异的管理人员去其他医院进行学习和调研,通过学习其他医院的先进经验为继续优化H医院的薪酬管理体系提供参考依据。

案例2:武汉市T医院在日常工作岗位的薪酬管理优化应用

(一)T医院基本情况简介

T医院是国家三级甲等综合医院,位于湖北省武汉市,截至目前已经有六十多年的发展历史,在医院管理方面有着非常丰富的经验,但是其薪酬管理体系受到历史因素等影响,存在着一定的不足和缺陷。与上文案例中的H医院一样,T医院在薪酬管理体系的建设和设计当中也存在着薪酬激励作用不强,各个科室绩效考核方案差异较大的情况。目前T医院根据国家公立医院薪酬结构调整的要求,开展了一系列内部薪酬体系优化工作,以确保薪酬管理体系能够符合当前行业发展趋势。在该背景下,T医院通过结合自身内部的实际情况,并以武汉市医疗服务的基本情况作为抓手,进行医院薪酬管理体系的优化。本次T医院的薪酬管理体系优化,主要目的是建立医院的正向薪酬激励机制,既要体现出公立医院的公益医疗属性,更要凸显以知识价值、岗位贡献、按劳分配为核心的价值体系,更好地调动医院职工的工作热情和积极性,更好地为患者提供优质服务。

(二)T医院薪酬管理体系改革的思路

T医院进行薪酬改革的总思路就是在落实国家对于医院薪酬体系改革的政策和要求的同时,解决现行薪酬管理体系存在的问题,实现薪酬管理体系的优化与内部综合医疗改革。一是衔接医保改革,将按病种付费(diagnosis related groups,简称DRG)作为医师绩效改革的基础,将医保违规扣款平移至医疗组,引导卫生技术人员规范诊疗行为;二是通过与医院内部的绩效考核相结合,将对于医务人员的岗位职能、服务质量、服务效率等因素纳入薪酬管理体系当中,进一步激励行政管理和后勤保障人员在医院高质量发展的工作当中发挥积极作用;三是为T医院内部的重点学科发展、医学人才培养提供支撑,将医院的实践医学教育、学科创新和临床研究纳入到薪酬管理体系当中,促进医院的科技创新,实现与高校建立校企联合的战略发展目标。

具体体现在绩效考评方式上,主要特点包括:一是分配方式变"二次分配"为主为"一次分配"为主,由医院直接考核并分配到个人或医疗组,一、二次分配的比例逐步拉开;二是重新梳理不同岗位考核评价指标,降低职称、年资的比重,更加突出风险差异、知识技术价值和质量、成本管控;三是以资源为基础的相对价值比率(resource-based relative value scale,简称RBRVS)为主要考评方法,参考DRG相关指标,以直接提取的数据为基础进行标化处理;四是增加科研、教学单项绩效奖励,促进学科均衡发展。

(三)T医院薪酬制度改革措施

1. 基于医疗组的医生绩效考核优化 医生是医院日常医务工作开展的主要人群,也是医院医疗技术水平展现的主要载体,因此对医生薪酬管理体系的优化是重中之重。对于医生的绩效考核优化主要包含了以下内容。

(1)薪酬管理机制优化 首先,落实主诊医师负责制度下的医疗组管理。通过竞聘上岗、内部考核的方式来明确医疗组组长的岗位人选,医疗组成员由负责医师和科内医务工作人员的双向选择,实现充分尊重员工意愿的同时还能够兼顾内部人员分配的合理性和均衡性。T医院根据自身的实际情况,结合目前医师的综合素质,将不同科室的医疗组所负责的床位进行了分配,例如内科每个医疗组负责15张床位的医疗服务工作,外科每个医疗组负责20张床位的医疗服务工作。其次,对于科室的内部统筹分配权予以保留,用于调节各个亚专科疾病诊治差异、阶段性患者就诊等情况造成的绩效差距。同时,科室仍要负责对于医师、护理人员、医技人员的日常管理和培训。最后是医疗组之间进行横向对比,将对比的重点转移到医疗服务能力、医疗服务质量、日常工作效率、岗位职责履行情况等,并通过开展科级、院级的专项会议予以通报,形成互相学习、互相竞争的积极氛围。

(2)绩效薪酬考核优化 T医院为了保障医疗组管理机制能够切实发挥内部管理提升和员工激励的作用,制定了医疗组的绩效工资的核算公式,其公式的基本形态为:每名患者诊治的工作量绩效乘以医疗组的考核系数,最终将开展医疗诊治工作所占用的成本和医保DRG政策下的奖惩刨除,得出医疗组绩效的基础数值。其中每名患者诊治的工作量绩效主要是考核医师在实际工作当中的技术作用和技术水平、自身所需要承担的责任和风险、日常工作量等因素,通过对该业务内容考核,实现了对于高精尖医务人员的加点奖励,同时提高了负责疑难病症的医师薪酬考核方面的补贴,提高了技术水平高、责任心强、工作能力突出的人员的薪酬上限,与普通医师的收入拉开差距,切实提高薪酬管理对于员工的激励作用。以外科医师的诊疗工作为例,根据手术风险系数、手术时长因素、手术的难度系数、手术愈后的服务跟进等因素,拟定了多项手术项目的绩效点,难度越高、时间越长、风险越大、对应的绩效点越多,难度越低、时间越短、风险越小的、对应的绩效点越少。医疗组的考核系数主要是考核医疗组及所在科室的医疗工作开展质量,比如确诊率、患者满意度等因素。

占用的成本包含了人力资源成本、物质资源成本、时间成本等。还是以外科手术为例,人力资源成本就是该手术投入了多少人员,物质资源成本则是手术室的使用时长、医疗耗材的使用成本、设备的折旧和运维成本、日常的电力成本等。时间成本则是占用病床以及手术室的成本。手术时间越长、手术占用人员越多,则该手术的成本越高,对于绩效的影响也越高,由此也避免了部分医务工作人员拖延手术时间,以拉高绩效考核结果的不良行为。通过该指标的补充,切实保证了T医院内部的医疗资源合理分配,保持良好的内部竞争环境。

医保的 DRG 奖惩则是根据国家的法律法规,通过奖励结余、不合理的超支情况进行分摊,引导医务人员规范日常诊治流程、诊治工作,降低患者的医疗成本,这也有助于提升患者对医院的就诊满意度提升。

2. 凸显医疗设备应用效益的医技考核优化　T医院作为大型的三甲综合型医院,医疗设备方面的应用效益是医院营收的重要渠道之一,因此为了凸显医疗设备的应用,医技人员的考核优化也是本次进行薪酬管理体系优化的重要方向和内容之一。T医院通过采用 RBRVS,实现对医技科室日常工作量、工作成本控制、工作效率和工作质量考核。通过学习和借鉴其他三甲医院的设计,同时参照医院的自身特性,T医院对于医技科室的绩效薪酬制度予以了进一步完善,制订了可量化的绩效考核公式,即医技科室绩效=(医技执行工作量绩效×医技科室关键指标-医技科室成本)×医技科室质量系数。医技执行工作量绩效取决于 RBRVS 工具的所测算的点数和频次,并以此来作为医技工作量的核算,实现医技工作人员的劳动负荷、工作质量。医技科室质量系数由T医院的管理层牵头,结合各个医疗科室对于医技科室的日常工作质量、工作效率、为日常诊断提供的支撑情况的评价,并最终得出对应的参考系数。诊断医师绩效则是根据医技服务的难度系数、个人工作的总量来进行分配。放射暴露危险是医技人员在岗位工作中最常遇到的危险,因此将该危险要素纳入医技工作人员的工作系数、操作工作量的考核当中。

3. 强化岗位职责落实情况的考核占比优化　在岗位职责落实情况的考核优化当中,以上一年的公立医院绩效考核指标的具体得分和院内的考核结果来进行人员岗位薪酬的调整,其中院内的考核结果作为绩效考核的重要参照。T医院将现有的岗位进行了进一步的优化和细分,并且拟定了细致的进阶条件确定,其中包含了工作年限、个人职称、在岗工作时间、日常行为表现、个人素质能力等几方面,进行综合性的考量,并明确岗位提档的要求和提档后的待遇,并将个人绩效的15%交由分管的院领导和部门负责人根据日常的实际工作表现进行动态的调整,从而激发员工的工作积极性。

4. 完善科教研习的薪酬管理优化

(1)科教研习的绩效考核优化　对重点医疗专科的进行技术攻关,培养高素质医疗工作人员是T医院作为大型公立医院的责任,因此科教研习工作的绩效考评是非常必需和必要的,这也是促进医院技术升级、增强核心竞争力和提升综合医疗能力的重要渠道和举措。科教研习的绩效考核标准不能仅仅从论文、职称、学历和奖项等方面开展,要切实结合实际医疗工作。对此T医院在科教研习方面的绩效考核优化则是侧重对于高端人才的项目研究、实践应用、行业实际贡献、成果应用、后续临床可研究空间等,按照人才所取得的成绩进行量化标准的设定,从而更好地激发高端人才开展科研和教学工作等的积极性。

(2)有针对性的绩效量化标准　T医院从学术理论、实践应用、教学评估、管培人员指导、继续教育升级、日常工作质量、学科发展的贡献值等维度对于人才进行绩效量化标准的制定,并根据不同的量化标准制定对应的奖励政策,同时确保绩效量化标准和奖励政策符合国家要求和行业内的基本水平。

(四)典型岗位薪酬管理体系优化——以护理岗位为例

T医院护理岗位工作人员对于原薪酬管理体系的意见较大,护理岗位工作人员较多,涉及医院的各个医疗科室的日常工作,因此护理岗位的薪酬管理体系优化被作为T医院薪酬管理体系优化的重点内容。

1. 搭建多渠道薪酬体系　鼓励医院现有护理人员进行护理专项能力的提升,结合T医院当前的重点学科、优势专科,进行优秀护理人员的集中培养,满足重点学科、优势专科就诊患者对于高层次护理服务的需要,拓宽收入渠道。T医院针对护理人员数量多、专业基础平均水平一般的情况,通过人事部门组织、医务部门配合、逐个医疗服务科室开展的形式,进行护理人员的继续教育和专业提升。同时,T医院在现有政策允许的情况下,开设特色医疗护理服务,例如中医特色护理、产期特色护理等,既为优秀护理护理人员提供更多发展空间,也能够激发护理岗位人员切实加强学习,提升自我素养。T医院对护理人员进行综合考核,对于业务能力突出、日常工作态度积极、责任意识优秀的员工进行高端优秀护理人员的优先分配,帮助优秀护理人员多途径增加收入,实现护理人员的薪酬水平提升,激发更多护理人员加强自身建设、注重日常服务质量。

2. 明确岗位级别和宽带薪酬结构 T医院将护理人员进行具体的等级分类管理,一级护理人员为新晋护理人员,主要负责初级的医疗护理工作;二级护理人员为具备3年及以上从业经验的护理人员,主要负责专科护理工作和主治医师、主任医师交付的相关业务;三级护理人员则是拥有专业护理知识和具备丰富管理和护理经验的员工,主要是负责护理工作的理论研究、实践教学、其他护理人员的管理培训和监督等。通过在原有薪酬管理体系当中的层级深入分化,进一步提升薪酬管理的合理性、针对性,从而保证此次薪酬管理体系优化更符合医院发展需求,兼顾优绩优酬的目的和效果。

同时,T医院改善了护理人员往常依靠岗位晋升途径来提升薪酬的模式,在传统薪酬结构的基础之上,实现宽带薪酬结构,薪酬级别相对减少,可变薪酬的变化浮动较大,薪酬待遇等级根据护理人员的工作总量、工作时长、患者满意度、部门实际收益等综合性因素进行调整,从而体现出薪酬分配机制中同工同酬、多劳多得、优老优酬的原则。

3. 持续优化护理人员薪酬结构 充分考虑当前护理人员薪酬结构较为单一,激励作用不明显,人才挽留和吸纳作用不强的情况,T医院此次的薪酬体系优化,充分考虑到薪酬结构不同构成部分的功能和作用,综合细化各项系数,采用浮动绩效考核机制,发挥绩效工资作用,进一步提升护理人员的工作积极性,充分体现多劳多得的薪酬分配特点,如表4-8所示。

表4-8 T医院护理人员岗位薪酬结构优化

薪酬种类	项目内涵	发放标准	占比
基本工资	岗位工资、薪级工资、业绩基本工资;工作餐补、院外交通补贴、住房补贴、护龄、卫生津贴;医院缴纳公积金、养老保险、医疗保险、失业保险等	由人事处和财务处共同核定	10%~20%
绩效工资(奖金)	工龄系数、层级系数、职称系数、班次系数、专科难度风险系数、学历系数;加班绩效;月度绩效分数	由手术室信息系统提取数据,手术室财务小组核算后,报运营办发放	70%~80%
年终绩效	年终考核结果;全年考勤情况;年终科研奖励(论文、课题、著书)	年终统计审核	10%~20%

4. 设计更具针对性的福利方案 T医院在进行薪酬管理体系优化工作方面,坚持人性化、个性化、针对性的原则,根据护理人员的性别和年龄特点,设计了更具针对性的福利方案,提升护理人员对于医院的归属感和对于岗位工作的满意度。例如T医院的体检福利,往往提供的是常规体检,对于职业病防护、妇科病防治等要素没有涉及,考虑到护理人员长期接触患者、夜班值班、生理特性等因素,将职业病防护、妇科病防治等因素纳入其中,充分体现出薪酬管理体系优化工作当中以人为本的理念。

5. 健全经济补偿机制 T医院虽然为三甲综合医院,但是受限于公立医院属性,在医疗技术服务收费方面长期处于较低的水平,这就导致了医疗工作者对于持续增长的薪酬需求和医院公益性属性之间的矛盾。T医院在本次的薪酬管理体系优化的过程当中，健全经济补偿机制，在符合国家规章制度的前提下，从源头上为全院医务人员的薪酬增长提供保障。一方面是提升技术服务性的收费价格，通过内部的岗位考核、能力考核、患者满意度三方面要素，对医务人员的收费价格进行调整，在保证低价公益性的同时，也能提升高水平、高素质、服务态度良好、有责任担当的医务人员薪酬收入。另一方面，护理人员作为低值耗材用品使用的主要人群，从成本端口进行把控，根据护理部门所接诊的患者、服务时效、服务质量要素，进行当月的成本支出考量，提升护理人员的成本意识、责任意识，减少不必要的医疗资源浪费、医疗费用支出，并将成本考核成果纳入绩效考核当中。通过上述方法的应用，实现开源节流的效果，也为T医院薪酬管理体系优化工作提供更多支持。

6. 梳理职业定位和规划 在T医院原有的工作岗位设定当中，将护理岗位定性为事务性工作，只考虑到护理岗位对于日常医疗服务的支撑和补充作用，未能将护理人员的成长可塑性、护理工作的发展道路、为高质量医疗提供专业支撑等成长性因素纳入其中，缺少对护理岗位明确的职业定位和规划，导致护理人员的职业认同感、职业归属感无法得到满足，在一定程度上抑制了高素质护理团队的建设工作。对此，T医院在本次薪酬管理体系优化的过程当中，通过岗位分析表的应用，明确护理人员的岗位发展方向、工作重点，并通过开展职业规划工作，来完善护理岗位定位、需求满足和自我实现等问题。在方式方法上，T医院根据岗位分析表来明确护理岗位的发展规律，结合T医院现有的医疗发展规划，进行护理人员的职业发展规划培训，为护理人员描述了发展前景，从而大大激发护理人员的职业上限期许，提高工作积极性。T医院护理人员职业规划如表4-9所示。

表4-9 T医院护理人员职业规划

衡量指标	规划
医院内部定位	对自身专业技术及发展领域的定位
职业生涯设计	个人职业生涯的具体发展途径
个人能力提升	培训学习等方式提升个人综合能力和专业度
团队管理方案	团队管理策略及沟通技巧
考核评估	定期检验指标完成情况、考察达标情况

为了确保护理人员职业规划能够发挥实际作用，T医院实施了以下方案。

一是T医院立足护理岗位的基本要求，结合当前护理人员的基本情况，建立护理岗位人员明细表，并且根据岗位分析表、能力等级表等工具，为护理人员建立发展规划档案，包括岗位晋升的技能要求、业务能力要求、社交属性要求、管理能力要求、责任担当要求和医风医德要求，为护理人员的晋升提供可量化的指标和可实现的目标。

二是T医院根据员工的实际情况，建立了包括护理岗位在内的培训体系，员工可以按照医院拟定的职业生涯发展规划要求，自主参与院内培训，并通过培训考核来获取院外进修、重点定向培养等待遇，提升学习和提升的积极性。

三是强调以小组、团队为考核基础单位，提升医疗团队内部凝聚力，并实现内部的良性竞争，在满足尊重需求和自我实现需求的基础上，进行工作环境需求的优化。

四是完成量化考评体系，通过T医院现有的高效率、智能化的HIS系统和智能病房系统等工具，实现工作效率、工作质量、业务能力表现等方面的数据整合，形成直观的考核指标结果，从而确保各项考核结果更具客观性和实效性，降低主观因素、人情因素、其他因素等对于考核结果、人才选拔、岗位晋升、薪级调整等方面的影响。

7. 细化人员层级晋升平台 T医院在完成了护理岗位职业生涯规划表的建设之后，通过进一步细化护理岗位层级晋升体制,对于现有的职业设置进行了细化调整,保证既能够满足现有人员的晋升需求,又能保证不会虚化设置,确保晋升体系的合理性。原先T医院在岗位设定方面完全遵循国家的相关职称评定标准,但是随着医疗技术的发展、行业竞争形势等多要素的变化,原有的评定标准存在着体系不完善、专业性不足、考察元素单一的情况,对于当前护理岗位的人员素养评价存在一定的不足,因此也导致了护理人员在层次晋升时的空间受限。T医院参照了广东省《××市医疗卫生结构岗位管理指导意见》当中较为成熟的相关内容,结合武汉市和湖北省的实际情况,对于现有护理岗位的晋升制度予以细化和完善,增设了N0~N6 7个技术等级综合设置指标。在增设的综合指标方面,采用了硬性指标和软性指标两种模式,其中硬性指标包含了专业素养水平、工作质量表现、医风医德考评、临床工作经验、岗位工作贡献、教研和管培情况等要素,软性指标则包含员工的学习态度、业务组织和领导能力、成长空间等要素,更加注重员工的综合素质考评,激发员工努力学习、持续学习、精进技能,提升医疗服务水平、医疗服务质量。

8. 关注员工心理、生活和环境需求　　T医院患者较多,护理工作压力较大,长期的高负荷工作容易导致员工产生疲惫心理,出现工作倦怠、人员离职等情况。当前T医院的护理人员岗位变动较为频繁,护理人员长期处于紧缺状态,因此在薪酬体系优化的过程当中,如何保证护理人员的稳定性,成为本次薪酬体系优化的重点内容之一。T医院通过开展院内护理人员的心情康复、抗压能力测试、心理咨询等方式,来帮助员工排解在工作当中、生活当中所遇到的负面情绪,保证员工能够处于较为放松的心理状态。考虑到一线医疗工作人员往往需要面对急重症患者的抢救,T医院通过模拟场景训练、场景压力引导等方式,缓解护理人员的工作压力,提升应急处理能力,降低职业焦虑。同时,T医院对于现有的福利制度进行调整和优化,尤其是在带薪休假、调休、白夜班次占比等方面进行科学部署,明确上班和生活之间的时间界限,引导护理人员在上班时期认真投入工作,下班时间放松身心,为上班工作质量和效果的提升奠定基础。此外,T医院对于现有的医疗环境进行了完善,为护理人员搭建较为舒适的工作环境,以满足护理人员对于工作环境的需求。

9. 搭建良好的沟通和反馈渠道　　T医院在进行薪酬制度体系优化的工作当中,由于专业素养、主观因素、行业标准等因素的影响,不可避免地会出现一定的不足和缺失,因此构建良好的沟通和反馈渠道,及时发现薪酬制度体系优化工作当中存在的不合理情况是非常必要的。对此,T医院通过内部信息公开、领导层联系方式公开、内部会议交流、定期薪酬调研等多种方式,及时了解护理人员对薪酬管理的需求。同时,国家政策、行业法规、医院发展、市场变动、理念更新、人力资源配置升级、专业理论完善等因素时刻处于变动和更新当中,T医院通过定期研讨、定向调研、专业机构咨询等方式,确保薪酬管理体系能够符合医院发展的战略方向和要求,加强薪酬管理体系中制度、理念、方案、政策对于医院管理、员工激励、竞争力提升方面的积极作用。

10. 重视护理管理岗位人才的培养　　T医院在护理人员管理岗位上存在人才缺失的情况,未能打造好自身的护理人员管理队伍。在本次T医院开展的薪酬管理体系优化工作当中,T医院通过全面提升医院整体的薪酬管理质量、开展人力资源管理人员的岗位和专业培训、促进薪酬管理知识的定向提升、鼓励现有岗位工作人员积极参与人力资源专项考试等方式,强化薪酬管理体系在内部管理方面的专业性。同时,T医院通过内部选拔的形式,选用一批责任心强、临床护理经验丰富、工作抗压能力强、具备一定领导能力的护理人员前往一线城市的综合医院进行学习和进修,打造自身的护理人员管理梯队,为医院薪酬管理体系优化、护理人员日常管理等奠定坚实的人才基础。

(五)薪酬管理体系优化的保障措施

T医院在此次的薪酬管理体系优化的过程当中,为了保障薪酬管理体系的优化方向、优化效果能够符合预期,采取了一系列的保障措施,具体如下。

1. 思想保障措施　　T医院为薪酬管理体系优化所提供的思想保障措施主要分为两个方面,一方面是领导层和管理层的重视和支持。任何体系的优化过程都需要领导层和管理层的高度重视。T医院建立了以院长为核心的薪酬管理体系优化工作小组,通过明确任务分配、开展会议调研、强化思想教育、定期汇总分析等方式,来夯实现有管理人员对于薪酬管理体系优化工作的思想认识。

另一方面是内部员工的思想教育。T医院在进行薪酬管理体系优化之前进行了内部的调研,汇总医院员工对于当前薪酬管理的看法和意见。在进行薪酬管理体系优化方案的制定过程当中,T医院领导层组织了一系列的宣传和交流会议,让更多员工认识到此次薪酬管理体系优化是为了进一步提升内部管理效率,同时引入更为科学、完善、公平的薪酬模式,让员工们认识到只有加强内部的管理,才能为社会提供更好的医疗服务,才能从根本上提升医院的诊疗水平和营收能力,也为员工提供更多可以进步的机会。T医院还通过医院文化建设,培养和引导员工树立正确的工作价值观,为内部竞争环境的建立提供良好的思想基础,打造良性竞争、公平竞争、积极进取的医院文化氛围。

2. 优化机制措施　　薪酬管理体系对于医院发展所起到的积极作用是有生命周期的,一套薪酬管理体系无法长久地适用于医院的管理和经营需要,其所能产生的推动作用在于稳定执行和持续更新。所谓的稳定执行,就是确保薪酬管理体系确立之后,便需要全院上下进行落实。T医院为了确保薪酬管理体系能够与医院的发展实现长期契合,建立了一套长期优化机制措施,未来将通过定期的社会发展分析、行业发展需求分析、员工需要调查、医院发展实况调查等进行总结,不断调整薪酬管理体系,保证其对于内部员工管理和激励作用能够长久保持。同时,在薪酬管理体系优化之后,医院领导层和管理层,还将就优化后的效果进行汇总,并与现行的薪酬管理体系下员工薪酬涨跌、工作激励作用以及员工的反应情况进行对比,从而明确薪酬管理体系优化后的实际效果和可能存在的不足,为以后的持续深入改革和优化提供参考和借鉴,确保薪酬管理体系能够为医院的高质量发展提供支持。

3. 资金保障措施　　充足的资金是薪酬管理体系得以建立的基础,因此强化资金保障是非常必要的。T医院后续将通过特殊人才引进、重点学科临床建设、硬件设备升级等措施来获取更多政府方面的资金支持。同时,通过增加服务类型、扩大服务范围,拓宽医院医疗收入来源,做大薪酬资金池。此外,降低可缩减的服务成本,做好成本控制,尽可能多地增加留余资金。

4. 人才保障措施　　薪酬管理体系的建设、优化和落实需要人才的支撑,因此强化人才保障对于能否落实薪酬管理体系优化方案,实现薪酬管理体系的全过程优化都有着非常重要的作用。对此,T医院通过引进专业的人力资源管理人才进行更为科学合理的薪酬体系审计,开展内部管理岗位的招聘、培训工作,为薪酬管理体系优化提供专业人才支撑。

案例3:案例医院薪酬管理体系优化效果分析

(一)薪酬收入方面

1. 实现了薪酬结构的进一步优化　　本次薪酬管理体系的优化,将薪酬结构进行了完善和调整,充分考虑各个岗位的特点、日常工作特性等实际内容,并且通过设置夜班绩效考核、医疗服务质量考核、提高医疗服务营收的绩效占比等方式,在优化薪酬结构的同时,实现了"两个允许"(允许医疗卫生机构突破现行事业单位工资调控水平,允许医疗服务收入扣除成本并按规定提取各项基金后主要用于人员奖励),对国家DRG医保报销政策改革的落实。通过薪酬管理体系优化后的薪酬结构,案例医院(H医院和T医院)员工基本薪资和可变薪酬占比得到了优化。

2. 提高了员工薪酬收入水平　　案例医院此次的薪酬管理体系优化,除了积极响应国家的相关政策,更是参照了周边同等资质条件、同等医疗条件、同等医院规模的三甲医院的薪酬水平,结合当前医院在营收方面的提升,对于员工的薪酬进行了一定调整,员工的薪酬较优化之前取得了一定的上涨,不仅进一步提升了员工的工作积极性,同时也提升了案例医院在区域范围内的人才吸引力,在一定程度上保障了医院内部人才队伍的稳定性,对于医院行业地位的提升、市场竞争力的加强亦起到了积极的作用。

(二)内部管理方面

1. 完善了内部控制制度体系　薪酬管理体系是医院内部控制的重要组成部分。案例医院通过此次的薪酬管理体系优化,建立了以医院党委书记和院长组成的双核心领导小组,对于内部控制进行了双层管理,通过对于医院在日常财务管理、资金发放、预算收支平衡情况、政府采购、医疗耗材集采、医疗科研项目、临床重点专科理论研究、教学研习、医院信息化管理等方面的工作进行梳理和分析,进一步完善了现有内部控制制度体系,从而为薪酬管理制度的优化提供制度方面的配合,更好地发挥薪酬管理制度对于内部管理的推动作用,形成系统性闭环。

2. 实现了成本的合理管控　通过薪酬管理体系的优化,案例医院内部不仅提升了内部控制的效率和质量,更是进一步强化了医务人员的成本管控意识,将科室日常经营过程当中的成本纳入了科室绩效的考核项目当中,有效杜绝了在日常医疗服务工作当中,低值医疗耗材、普通耗材的不合理支出,在降低运营成本的同时,也提高了医院对于物资的管理水平,提高了医疗收入结余。

(三)学术研究方面

案例医院通过本次薪酬管理体系优化工作,进一步提升了自身作为三甲医院的实力,在三级公立医院的绩效考核当中,案例医院进一步提升了考核成绩。尤其是案例医院内部形成了良好的学术科研环境,在薪酬管理体系优化后,临床学术研究、重点专科建设等医疗学术的研究工作都得到了进一步的加强,科研人员的工作热情更加高昂,产出了一系列优秀的科研成果。

案例4:案例医院薪酬体系优化经验总结

案例医院的薪酬管理体系优化是基于单体医院的薪酬管理体系的改革和实践,其效果是否具备长期性、应用是否具备广泛性都还有待进一步检验。在后续的医院薪酬管理体系优化的过程当中,医院领导层和管理层要根据当前的政策要求,同时兼顾行业发展需要、内部人力资源情况、外界的行业竞争情况、自身的营收情况来进行科学的薪酬管理体系的设计、建设和应用优化,从源头端保障薪酬资金的应用,努力营造可支撑医院发展的内部条件和环境。结合案例医院本次薪酬管理体系完善的做法,得出如下管理经验。

(一)分配模式:实现从"二次分配"到"一次分配"转变过渡

案例医院的薪酬管理系统的优化工作中,医院管理层将更大比例的绩效考核指标直接分配至医疗组、个人,并且通过可量化、透明化、系统化的考核方式来确保客观评价,大大消除了原有依靠主观臆断进行科室内部考核的情况,既能在内部营造更为公平、廉洁的工作氛围,也能够解决当前高工作年限、高岗位薪资和薪级的工作人员消极怠工的问题,进一步提升了医院的医疗服务能力、医疗服务质量、医疗服务效率,降低不必要的医疗开支,优化了医院内部配置。同时,新晋的年轻医师、护理人员通过该模式,对于岗位工作、班次调整等有了更大的自主权和选择空间,能够满足自身对于发展空间、追求薪资增长的需要,大大稳定了年轻团队。

(二)逐步实现数据化、信息化和智能化

案例医院的薪酬考核工作当中所涉及的日常出勤、工作量统计、成本支出等数据,都是通过医院的人资管理系统、电子病历系统、HIS 系统、电子云胶片中心和实时通信系统、病房管理系统、手术和麻醉系统,实现数据提取,从而保证考核数据的准确性和时效性。已经有部分医院为了保障绩效改革的时效性和准确性,对于医院的信息系统进行定制和升级,实现考核单元在信息端和系统端的进一步细化,以及从科室到医疗组、个人的信息细化。也有部分医院在原有的医院信息系统的基础

之上，引进了更为全面的管理系统，通过护理人员的排班与考勤系统、人力资源的内部管理系统、日常班次的工作量化系统、多渠道的患者满意度反馈系统等，实现对于护理人员、护理班次的精准考核，为薪酬管理优化和改革提供支撑。

(三)内外结合拓展薪酬保障和资金来源

案例医院作为公立医院，医疗人员的薪酬来源主要是自身营收和财政补偿，随着公立医院改革，政府的补偿占比可能会降低，实现员工薪酬的增长还是需要医院自身的经营发力。随着医疗体制改革的推进，医院拓宽医疗服务收入增长渠道是解决自身营收增长的重要途径，也是实现医务人员价值劳动的体现和医疗服务价格调整的驱动因素，对此公立医院在薪酬管理改革当中，要提高医院的医疗服务质量和服务能力，通过收入合理增长的方式来确保薪酬的增长源头。

(徐艺铭　张路薇　王婧妍)

第五章 医院医保管理

第一节 医院医保管理概述

医院医保管理主要包括医保咨询管理、门诊统筹管理、门慢特病管理、住院医保管理、医保违规管理、DIP 运营管理。

1. 医保咨询管理 通过在医院设立医保咨询窗口，结合医院实际，培训专业医保人员，针对医院患者提出的各种涉及医保方面的问题进行详细解答。

2. 门诊统筹管理 从 2022 年 7 月 1 日起，职工医保可享受在定点医疗机构门诊报销。

3. 门慢特病管理 涉及职工和居民的门诊慢性病及特重大疾病管理。

4. 住院医保管理 解决住院患者各类医保问题。

5. 医保违规管理 针对国家医疗保障局对医院检查发现的违规药品、耗材和诊疗进行答辩和反馈，从而减少和消除违规现象。

6. DIP 运营管理 利用大数据优势所建立的完整管理体系，发掘"疾病诊断+治疗方式"的共性特征对病案数据进行客观分类，在一定区域范围的全样本病例数据中形成每一个疾病与治疗方式组合的标化定位，客观反映疾病严重程度、治疗复杂状态、资源消耗水平与临床行为规范。

（孙　阳　张　驰　吴菁菡）

第二节 医保咨询管理

一、医保住院转诊流程及报销政策

（一）省医保

1. 转诊流程 不需要转诊，可以先住院后登记医保。

2. 报销比例

（1）起付金　900 元（年度内第 2 次住院减半，14d 内同一种疾病再次住院免起付金）。

（2）报销比例　扣除自费费用、个人自付及起付金后，合规费用在职 85%，退休 90%，基本统筹额度报销完后进入大额报销，比例 90%，省医保统筹和大额均在院直补。

（3）年内支付额度　基本统筹报销额度 15 万元，大额报销额度 40 万元，年内可补偿总额度达 55 万元。

(4)生育定额报销　顺产2200元,难产2800元,剖宫产4500元(术中同时行妇科手术+500元)。

(二)郑州市医保(包括郑州市职工、居民医保、市离休、市军休)

1. 转诊流程　郑州市本级(郑州市十区)医保患者直接刷卡登记,可先住院后登记医保。郑州周边五县不需要转诊,五县包括:新郑、新密、荥阳、登封、中牟。

2. 报销比例

(1)起付金　职工:900元,同年度内第二次及以后住院起付金减半。居民:2000元,14周岁以下(含)参保居民起付金减半;其他参保居民年度内在市级以上(含)定点医疗机构第2次及以后住院,起付金减半。

(2)报销比例

1)市职工:①统筹,扣除自费费用、个人自付和起付金后合规费用在职88%,退休93%。②大额,统筹额度报销完后进入大额报销,比例90%。

2)市居民:①统筹,2000~8000元(含)55%,8000元以上65%(年满80周岁的参保高龄老人提高5%)。②大病保险,全年累计费用扣除自费费用、乙类自付与统筹已报销费用,超过起付金1.1万的部分,分阶段报销:1.1万~10.0万元(含)60%;10万元以上70%。2019年9月30日起执行。

3)市离休:没有起付金,扣除自费、超限额部分全部报销。

4)市军休:没有起付金,扣除自费、超限额部分全部报销。

5)郑州市医保统筹与大额/大病:均在院直补。

(3)年内支付额度　统筹报销额度15万元,大额报销额度40万元,全年补偿总额度55万元。

(4)生育定额报销　职工:顺产2200元,剖宫产4500元,难产2800元。居民:顺产700元,剖宫产1600元。

(三)河南省城乡居民医保(原新农合)

1. 转诊流程

(1)先办理转诊,再住院,然后登记医保。转诊办理流程:入院前在县级及以上具有转诊资格的定点医疗机构开具转诊转院证明,为正常转诊。

(2)因同一疾病治疗过程多次在同一家医疗机构住院治疗的,第2次及以后不再办理纸质转诊证明,为正常转诊。

(3)急诊、抢救类患者,凭医院大夫开具的急诊证明,并在医生站管理界面选中"异地抢救人员"之后,可直接在病房楼一楼收费处获取转诊,为正常转诊。

(4)新生儿(出生0~28 d)首次直接在参保地外市级及以上定点医疗机构住院的,需要在参保地为新生儿办理户口,同时办理医保相关手续。

2. 报销比例

(1)基本医疗

1)起付标准:2000元(14岁及以下参保居民住院起付金减半;年度内在同一级别医院第2次及以后住院起付金减半)。因各地实际执行标准不同,具体额度以当地政策为准。

2)报销比例:扣除自费费用和个人自付后合规费用2000~7000元(含)报销50%;7000元以上的部分报销68%。

3)年内支付额度:一个自然年度内住院,最高报销15万。

4)生育定额报销:自然分娩600元;剖宫产1600元(医生需要注明定额补偿住院)各地补偿标准略有不同,以各地政策为准;剖宫产同时合并其他疾病由主治大夫判断是否按普通病报销(医生需要注明非定额补偿住院)。

(2)大病保险

1)大病保险合规费用=总费用-自费费用-医保统筹支付-乙类自付。

2)普通群众起付金1.1万元,农村困难群众起付金5500元,一个自然年度内只负担1次。

3)普通群众合规费用分段报销:1.1万~10.0万元(含)60%,10万元以上70%。困难群众合规费用分段报销:0.55万~10.00万元(含)85%,10万元以上95%。

4)年内支付额度:普通群众最高报销40万,困难群众不限额度。

(3)困难群众大病补充保险

1)保障人员范围:建档立卡贫困人口、特困人员救助供养对象、城乡最低生活保障对象三类。

2)起付线3000元,每自然年度内只负担1次。

3)报销方法:①患者当次住院不符合大病保险条件时,可先补偿困难群众补充保险。公式:合规费用=总费用-自费费用-医保统筹支付费用-乙类自付。②如果患者当次住院同时符合大病保险和困难群众补充保险条件时,先补偿大病保险,再补偿困难群众补充保险。公式:合规费用=总费用-自费费用-医保统筹支付费用-大病保险报销费用。③合规费用超出3000元以上部分分阶段报销:3000~5000元报销30%;5000~10 000报销40%;10 000~15 000报销50%;15 000~50 000报销80%;50 000元以上报销90%。④一个自然年度内不设封顶线。

(四)省内异地医保

1. 转诊流程　省内异地包括郑州市以外的城镇职工和城镇居民医保患者。需要先转诊,再住院,后登记医保。转诊流程及报销比例需要咨询参保地医保中心。在医保中心完成备案后,入院才能登记上医保。或者在"河南医保"小程序,异地备案界面直接办理。登记上医保的患者,出院时可在医院直接结算报销。

2. 报销比例　执行参保地报销政策,具体需要咨询当地医保中心。

注:异地医保涉及生育住院的,需要回当地报销,若生育与治疗普通病同时进行,则需在分娩手术前办理一次出院结算,再入院进行分娩。

(五)跨省异地医保

1. 参保范围　全国各省市地区的:①异地安置退休人员;②异地长期居住人员;③常驻异地工作人员;④在异地急诊急救住院和转诊转院的参保人员。

2. 转诊流程　跨省异地职工和居民医保患者在住院前,需向当地医保部门申请转诊备案,或者在"国家医保服务平台"APP异地备案界面直接申请。审批通过后持医保卡或医保电子码可直接在医院收费窗口直接办理入院登记手续。

3. 报销比例　报销政策由患者参保地设置,报销比例不由医院控制,跨省异地患者对于报销比例和起付金的问题需向参保地咨询。涉及生育住院的,需要回当地报销,若生育与治疗普通病同时进行,则需在分娩手术前办理一次出院结算,再入院进行分娩。

二、住院及医保登记流程

(一)省医保、郑州市医保及省内、跨省异地医保入院流程

(1)门诊就诊后,需住院的患者持医保卡及相关手续到收费窗口办理入院手续。

(2)办理入院需先交纳住院押金,省直、郑州市职工医保3000元起缴,郑州市居民及省内、跨省异地医保4000元起缴,其余医保患者按实际情况交纳,出院报销后按实际个人自付多退少补。

(3)省、市医保患者交押金时即可刷医保卡登记医保。省内异地医保患者凭医保卡或医保电子码在收费窗口登记医保。此步骤无时间限制,住院期间登记即可。

(4)省市医保及省内、跨省异地医保患者因外伤住院,非工伤,且无第三方责任人的情况下,可

填写外伤承诺书,医生在医生站管理界面选中"外伤及后续治疗"之后,到住院部收费窗口刷医保卡登记。

(5)入院治疗。医保患者用药执行河南省医疗保险诊疗、药品目录。需使用目录外项目时,医务人员应告知患者本人或家属并签字。

(6)出院时持医保卡床或医保电子码床旁结算或者到结账处结账报销。

(二)城乡居民医保入院流程

(1)参保患者在参保地办理转诊手续后,持医保卡或医保电子码或身份证到收费窗口办理入院手续。

(2)办理入院需先交纳住院押金,按实际情况交纳,出院报销后按实际个人自付多退少补。

(3)急诊、抢救类患者,凭大夫开具的急诊证明,并在医生站管理界面选中"异地抢救人员"之后,可直接在收费窗口获取转诊,为正常转诊。

(4)出院时持医保卡床旁结算或者到结账处结账报销。

(5)城乡居民医保患者因外伤住院,非工伤,且无第三方责任人的情况下,可填写外伤承诺书,医生在医生站管理界面选中"外伤及后续治疗"之后,到住院部收费窗口刷医保卡登记。

(三)外转到其他医院流程

1. 办理转诊转院手续的条件　参保人员就医时,满足以下条件之一的可以办理转诊转院手续:①经医院检查、会诊,仍不能确诊的患者;②患者病情复杂,在医院治疗确实有困难的;③某些特殊检查,医院无条件做可以转院;④医院诊断明确,经治疗病情已稳定的患者可转入下级定点医疗机构继续治疗。

2. 办理流程　省、市医保、城乡居民医保患者如需转至其他医院进行治疗的,主治医师为其填写转诊转院申请表,科主任签字病区盖章后,在医保办窗口进行审核盖章。最后到相应医保中心进行审批。

三、生育相关政策

(一)报销标准

生育保险报销标准具体内容见表5-1。

表5-1　生育保险报销标准

医保类型	生育住院							生育门诊	
	住院分娩			住院行计划生育手术					
	正常分娩	异常分娩(难产)	剖宫产	剖宫产同时做妇科手术	12周以下终止妊娠	12周以上终止妊娠	引产	人工流产(含孕情检查检验费)	上环及取环
省医保	2200元	2800元	4500元	5000元	1000元		1500元	300元	150元
市职工	2200元	2800元	4500元	5000元	300元	1000元	1500元	300元	150元
市居民	700元	—	1600元	—	居民医保生育保险无计划生育手术				
城乡居民医保	600元	—	1600元	—	按普通病报销	需与当地医保中心联系,若同意其在院直补则按普通病报销		城乡居民医保无门诊计划生育手术报销待遇	

注:①异地、跨省医保在医院无生育保险,自费结算回当地办理相关事宜。②省市医保生育保险实行定额报销,即扣除自费费用后,按定额标准进行报销,剩余费用少于定额补偿标准的,按实际费用报销。

(二)办理流程

1. 省市医保生育门诊办理流程

(1)需提供患者身份证、结婚证。

(2)手术室开具检查单时,需加盖"生育保险专用章"。

(3)患者持医保卡至门诊交费处交费,补偿费用直接扣除。

2. 省市医保生育住院办理流程

(1)住院分娩的需提供准生证和身份证;住院行计划生育手术的需提供结婚证和身份证;市医保住院生产的,入院后还需签署服务承诺书。

(2)入院后,病房核实其证件是否齐全,符合规定的在系统中选择"生育"。

(3)患者持医保卡在交费处办理医保登记手续。

(4)出院时医生在 HIS 中录入患者生育信息(生产方式、胎次、胎数、出生日期等),同时省医保患者在录入信息的同时还需在"申请产前检查费"的选项前打钩。

(5)出院结算报销。

(6)患者因其他疾病住院治疗,需转往产科进行生产或终止妊娠的,需在转出科室按普通病办理出院结算,在产科重新办理入院手续并登记生育保险,产科治疗完毕后再办理出院,如需继续治疗的,再在普通病科室重新办理住院手续。

3. 男职工配偶住院(产妇无工作、未参保,其配偶参有河南省医保或者郑州市职工医保)

(1)此类患者住院报销标准为定额标准的50%。

(2)若产妇配偶为郑州市职工医保,那么此次住院生产不可在院直补,需自费结算后去市医保中心报销。

(3)若产妇配偶为河南省医保,住院时需提供生育服务证、结婚证,身份证及承诺书。

(4)登记流程为住院后病房将产妇姓名修改为其配偶姓名,病房楼结账处刷医保卡登记医保,病房将姓名修改回产妇姓名,正常住院,出院直接报销。

4. 解除合同女职工生育住院

(1)解除合同女职工生育保险缴费满1年,解除合同后2年内享受生育保险待遇;解除合同女职工生育保险缴费满3年,解除合同后可一直享受生育保险待遇。

(2)所需材料 ①省医保:产妇身份证复印件、生育服务证复印件(住院行计划生育手术的提供结婚证复印件)、与原单位解除或终止劳动关系证明原件及复印件。以上所有材料复印件均需准备一份,存病历备查。②市医保:产妇身份证复印件、生育服务证复印件(住院行计划生育手术的提供结婚证复印件)、承诺书。以上所有材料复印件准备一份夹病历中。

5. 由生育保险支付的疾病

(1)稽留流产、胎盘残留。此两种情况要求患者此前未使用过生育保险,此次住院方可使用生育保险报销。

(2)产后并发症:产后出血、羊水栓塞、产褥感染、产褥抑郁等。

6. 与生育相关可使用基本医疗保险支付的疾病
宫外孕、葡萄胎、子宫纵隔(需要看治疗目的,如果治疗目的为不孕症,则不可报销)、节育环嵌顿、妊娠高血压、妊娠肝内胆汁淤积症、妊娠剧吐(需达到电解质紊乱或酸碱失衡的病理状态)、其他妊娠合并症。

(孙 阳 张 驰 吴菁菡)

第三节 门诊统筹管理及医保账户共济

一、改革的背景

职工医保从1998年开始建立,实行的是社会统筹和个人账户相结合的保障模式,"统筹基金保障住院和门诊大病,个人账户保障门诊小病和药品的费用支出",职工医保的个人账户在推动公费劳保医疗制度向社会医疗保险制度的转轨过程中发挥了积极作用。

随着社会经济的发展,人民需求的提高,个人账户的局限性也逐步凸显。主要问题是保障功能不足,共济性不够,减轻负担效果不明显,有病的不够用,没病的不能用。个人账户资金大量沉淀,但属于个人积累式,健康人群和非健康人群的个人账户积累差距很大。家庭之间个人账户也不能互济,局限性就日益凸显。通过制度"腾笼换鸟",不新增缴费,在现有的条件下实施了制度转轨,提升了制度效能,特别是在基金的使用效率上,是一个极大的激活和提升。

2021年4月,国务院办公厅印发了《关于建立健全职工基本医疗保险门诊共济保障机制的指导意见》(国办发〔2021〕14号),2022年2月,河南省人民政府办公厅发布《河南省人民政府办公厅关于建立健全职工基本医疗保险门诊共济保障机制的实施意见》(豫政办〔2022〕15号)。

为进一步健全互助共济、责任共担的职工基本医疗保险制度,更好地解决省直职工医保参保人员门诊待遇保障问题,切实减轻其医疗费用负担,根据《河南省省直职工基本医疗保险门诊共济保障机制实施细则》(豫医保办〔2022〕24号)精神,将门诊费用纳入省直职工医保统筹基金支付范围,改革职工医保个人账户,建立健全门诊共济保障机制,提高医保基金使用效率,逐步减轻参保人员医疗费用负担,实现制度更加公平更可持续的目标。

二、个人账户管理

在职职工个人缴纳的基本医疗保险费全部计入本人个人账户,计入标准为本人参保缴费基数的2%,单位缴纳的基本医疗保险费全部计入统筹基金;退休人员个人账户由职工医保统筹基金按定额划入,月划入额度为95元,以基本医疗保险人员状态为准,显示为退休状态的按退休人员待遇划入个人账户。

规范个人账户使用范围:个人账户资金可用于支付参保人员本人及其配偶、父母、子女在定点医疗机构就医发生的由个人负担的医疗费用,以及在定点零售药店购买药品、医疗器械、医用耗材发生的由个人负担的费用。个人账户可用于配偶、父母、子女参加城乡居民基本医疗保险或本人参加职工大额医疗费用补助等的个人缴费。

三、医保账户共济管理

医保账户共济政策在此次政策更新最大的作用就是实现了家庭账户的共享,如患者为居民医保,到医院就诊,但是医保账户里没有资金,通过与亲属之间的账户绑定,无论是门诊费用还是住院费用可实现用其亲属医保账户里的资金为其支付自费部分费用,这大大提升了医保账户资金的使用率,但需要注意的是目前的信息水平只能实现同一医保统筹区之间的账户绑定,不同统筹区之间不能实现共济,只能通过账户资金返还来实现,账户资金返还的原理和账户共济大致一样,只不过流程略显复杂,但是目前基本可实现医保账户资金之间的共享。

四、本地门诊统筹

某省医保职工在省直某医院门诊就诊,对于在医保支付范围内的药品和诊疗项目,在职职工每年可报销1800元,每天的起付金为40元,报销比例为55%,退休职工每年可报销2300元,每天起付金为40元,报销比例为65%。但是这些仅仅是门诊统筹的基本政策,对于实际操作还有诸多问题。例如职工在门诊就诊时发现医保没有报销,这就需要逐一排查原因。原因一:该职工单位医保欠费,由于各个单位的财务状况都不一样,如果单位欠费可能会造成职工的医保待遇暂时停止,需该职工联系单位补缴保费后待遇生效。原因二:该职工在门诊开具的药品或诊疗项目不在医保报销范围内,即该职工所开的药品全部为医保不予报销的丙类药品,检查检验等诊疗项目为医保不予报销的丙类项目,由于这些药品或诊疗项目不在医保报销范围内,所以会让该职工误认为报销有问题。原因三:该职工报销额度达到封顶线。由于省直医保和市医保的年度封顶线为在职1800元,退休2300元,所以该职工没有报销有可能是报销额度已达年度封顶线,该职工可通过国家医保服务平台查询其是否达到门诊统筹年度上限。原因四:该职工门诊缴费时未用医保卡。很多患者在找医生开完门诊处方后,很简单地认为只要去正常缴费就可以享受门诊报销待遇,但是他们忽略了一点,那就是门诊报销的前提是需要刷医保卡或医保电子凭证,只有通过医保相关凭证缴费才能实现门诊报销。

(孙 阳 张 驰 吴菁菡)

第四节 门慢特病管理

门诊慢性病和特重大疾病是关系到广大患者最根本就医权益的医保服务项目,也是一项比较复杂的业务,其管理水平的高低直接影响广大患者的根本利益。而目前门诊慢特病主要包括省医保慢特病、市医保慢特病、省内异地及跨省异地慢特病,病种分类较多,类别较广,涉及政策也不相同。

一、省医保门诊慢性病

省医保慢性病以前的申请模式为集中申报,即患者到定点医疗机构领取并填写审批表,然后由定点医疗机构代为申请,并且每年的申请时间为4月份和10月份,这样的方式带来一定的局限性。首先,患者不能根据需要随时申请,对患者来说不能够及时享受到慢性病待遇;其次,由定点医疗机构代为申请,中间环节较为复杂,效率较低,同时也无形地增加了定点医疗机构工作人员的工作量,浪费了很多人力物力。从2022年9月开始,省医保慢性病开始网上申报,即患者可以自行通过微信、支付宝、国家医保服务平台等APP,上传相关资料,由国家医疗保障局组织专家审核,审核结果通过短信方式发给申请人,这大大减少了中间环节,提高了申请的效率。

与此同时,省医保慢性病的报销额度限制也有所改进。以前省医保慢性病的报销额度是按月进行计算的,比如糖尿病、冠心病、高血压等,每个月开药额度限制为200~300元不等,但是存在一些问题,比如患者要在门诊做一个大型检查项目,这个项目大大超出了该慢性病的月支付额度,超出支付额度后的部分需要全部自费,这给患者带来了极大的不便,经过改进后的系统可实现从当月起一次连开3个月的额度,这大大地方便了患者,既能实现患者开大型检查和其他相关诊疗项目的需求,又可以让患者少跑,一次开3个月的药品,提高了效率。但需要注意的是,省医保当月只能开具从当月开始算3个月的额度,实行滚动式预付额度,如果当月不用,次月作废。

二、省医保门诊特重大疾病

省医保门诊特重大疾病是针对某些特重大疾病,由国家规定了一些价格昂贵的药品纳入医保报销,来减轻患者的负担。自开展以来,实行责任医生制,即每个病种都有固定的责任医生,开始时只有少数几个病种纳入门诊报销,随着临床的实践,又陆续增加了多个批次的药品,同时药品的规格也随之不断改进和发展。最开始实行定点医疗机构对患者的档案统一管理,即每次患者都需要来医院的医保办拿档案、开处方、找医生签字等,程序较为烦琐和复杂。现在演变为患者的档案由自己保存,除去了盖章等烦琐的流程,如果申请成功,可直接找责任医生开具处方并取药。与此同时,现在的门诊特药基本上能涵盖患者所需的大部分药品,很多患者只需要靶向治疗,不需要住院,所以门诊特药就是最适合的方式。现在还开展了药品"双通道",即患者如果每个月开药可以不通过定点医疗机构,可选择定点药店,这也大大方便了患者。门诊特药管理上也存在诸多问题,如省医保患者A,是胃肠胰内分泌肿瘤患者,针对该病的门诊特药为奥曲肽30 mg/瓶,该患者起始剂量为30 mg/瓶,按规定可申请该门诊特药,可随着病情的发展,该患者需要增大剂量,需要40 mg,但是该患者申请的特药中没有这个规格,而患者一次需要20 mg/瓶的奥曲肽2瓶,由于不符合门诊申请特药规格,所以该患者想要继续用这个药品,就需要全部自费,因为使用剂量的增大,造成患者需要全部自费,这无疑给患者增加了经济负担,所以省医保门诊特药需要根据患者需求和实际临床需要不断更新规格,才能真正将门诊特重大疾病的惠民医保政策落实到位。

三、市医保门诊慢性病

市医保门诊慢性病和省医保大同小异,只不过在申请方式和报销政策上略有不同。市医保的申请方式目前还是为定点医疗机构代为申请,即患者在出院2周后到定点医疗机构医保办公室填写相关信息,由定点医疗机构工作人员在国家平台上传患者的电子病历信息,待相关专家审核后,将"通过"与"不通过"的结果反馈给患者,市医保目前还不支持患者自行在网上申请,所以灵活性不如省医保。另外由于目前大型的省级三甲医院医疗资源负担较重,所以常规的慢性病(像糖尿病、高血压、冠心病等)不能把待遇定点到这些医院,只能选择一些相对规模小的市级医院,省级三甲医院只接收恶性肿瘤、肾透析和异体器官移植等。在报销额度方面,最开始的市医保慢性病和省医保一样,都是按月度划分,即每个月只能开具当月额度,如市医保职工患者A申请有高血压慢性病,每月的报销额度为200元,按以前的政策即当月可在门诊享受报销200元的药品和诊疗项目,政策改进后,可按季度限额,即患者一次可开具3个月的药品或诊疗项目,同时患者可在同一季度的任何一个月一次报销一整个季度的额度600元,这一点相对省医保的滚动式额度更加实用,因为只要在同一季度,即使到当季的最后一个月,也可以报销整个季度的额度,这样给患者的时间更加充裕。

四、市医保门诊重特大疾病

市医保门诊重特大疾病现在实行和市医保慢性病统一的网上申报,即定点医疗机构登记患者基本信息,然后代为申请。和慢性病不一样的是,市医保门诊重特大疾病除了需要提供电子病历相关信息外,还需要提供药品单独需要的材料。另外,市医保的责任医生相对省医保来说更多,管理起来更加困难,并且不断有新的医生加入和退出。曾经的市医保门诊重特大疾病责任医生开过处方后还需要到慢性病科盖专用章才可以正常取药,改进过后处方可直接显示重特大疾病字样,相应地精简了流程。如市医保患者为乳腺恶性肿瘤,要申请特药帕妥珠单抗,除需要提供完整的电子病历外,还需满足以下条件:①有确诊病历(至少包含病案首页、入院记录、出院记录)、三级医疗机构开具的3个月内的疾病诊断证明;②5年内病理组织学报告单;③免疫组化检查报告单或荧光原位杂交(FISH)基因检查报告单;④4周内影像学检查报告单;⑤与曲妥珠单抗同时使用的医嘱或处方。由定点医疗机构代为申请,如果申请成功,患者可每个月按时找责任医生开药,按比例享受医保报销。

五、异地及跨省门诊慢特病

异地医保包括省内异地医保和跨省异地医保,同时每种医保都有相应的慢性病和重特大疾病政策。2022年3月起,省内异地医保和跨省异地医保的门诊慢性病和重特大疾病政策相继开展,参保人员门诊慢特病异地就医时,就医地有相应门诊慢特病病种及限定支付范围的,执行就医地的支付范围及有关规定(基本医疗保险药品、医疗服务项目和医用耗材等支付范围),执行参保地起付标准、支付比例、最高支付限额等有关规定。我们以跨省异地为例,基本医保门诊待遇支付包括普通门诊保障和门诊慢性病、特殊疾病(以下简称门诊慢特病)保障。基本医保制度建立完善过程中,在做好住院医疗费用保障的基础上,地方普遍根据医保基金收支情况,结合自身实际把部分治疗周期长、对健康损害大、费用负担重的慢性病、特殊疾病(或治疗方式)门诊费用纳入统筹基金支付范围,减轻参保人医疗费用负担。在管理方式上,享受门诊慢特病待遇的参保人需要按照参保地规定认定待遇资格和选定点医疗机构就医。在做好住院费用跨省直接结算的基础上,全面启动了门诊费用跨省直接结算,分类推进普通门诊费用和门诊慢特病相关治疗费用的跨省直接结算工作。

1. 异地联网直接结算的病种

(1)国家高度重视跨省异地就医直接结算公共服务优化。目前,全国住院费用跨省直接结算稳定运行,在普通门诊费用跨省直接结算统筹地区全覆盖的基础上,全国97%的统筹地区实现了高血压、糖尿病、恶性肿瘤门诊放化疗、尿毒症透析、器官移植术后抗排异治疗等5种门诊慢特病相关治疗费用的跨省直接结算。

(2)近日,河南省内异地直接结算的门诊慢特病又增加了10个病种。脑血管病后遗症、冠心病、慢性心力衰竭、慢性阻塞性肺疾病、肝硬化、系统性红斑狼疮、强直性脊柱炎、帕金森病、类风湿性关节炎、肾病综合征。

2. 门诊慢特病待遇及直接结算政策查询方式

(1)参保人享受门诊慢特病待遇需要先按照参保地规定进行门诊慢特病资格认定。参保人完成异地就医备案后,可以登录国家医保服务平台APP,在"异地备案"服务专区,点击查询服务下的"异地就医更多查询",选择"门慢特资格",查询自己的门诊慢特病资格认定信息,以及按照参保地要求选择的门诊慢特病就诊的定点医疗机构信息。

(2)参保人主动了解参保地门诊慢特病相关治疗费用跨省直接结算相关政策,有利于更好地享受直接结算服务。目前,每个开通直接结算服务的统筹地区为参保人准备了门诊慢特病相关治疗费用跨省直接结算告知书。参保人可登录国家医保服务平台APP,在"异地备案"服务专区,点击查询服务下的"异地就医更多查询",选择"门慢特告知书",了解参保地门诊慢特病相关治疗费用跨省直接结算政策、流程等内容。

3. 门诊慢特病异地直接结算就医流程

(1)目前,各地正在有序扩大门诊慢特病费用跨省联网定点医疗机构范围。参保人就医前,需先查询就医地定点医疗机构门诊慢特病结算开通情况,可登录国家医保服务平台APP,在"异地备案"服务专区,点击查询服务下的"异地联网定点医药机构查询",选择就医地,输入定点医疗机构名称,查询定点医疗机构门诊慢特病结算开通情况及支持病种;也可以点击"更多筛选",在"开通类别"中选择门诊慢特病,查询就医地开通的所有门诊慢特病费用跨省联网定点医药机构。另外,参保地如需参保人在本人选定的门诊慢特病定点医疗机构就医的或对就医定点医疗机构有等级要求的,参保人要按照参保地相关规定执行。

(2)参保人持医保电子凭证或社会保障卡到已开通门诊慢特病直接结算服务的定点医疗机构

就医时,在门诊挂号、就诊、结算等环节,需主动告知跨省就医参保人身份和享受的门诊慢特病病种资格。定点医疗机构需查询获取门诊慢特病病种资格认定信息,方便医生提供合理诊疗服务。医生会按照就医地管理要求,专病专治,合理用药,参保人在结算窗口持医保电子凭证或社会保障卡结算,本次就医属于门诊慢特病相关治疗的医疗费用按照病种单独结算;如果同时发生了与门诊慢特病治疗无关的其他医疗费用,会按普通门诊费用和门诊慢特病相关治疗费用分开结算。

4. 门诊慢特病异地结算常见问题及解决办法 考虑到普通门诊和门诊慢特病报销水平一般不同,为了避免影响参保人待遇水平,减少定点医疗机构反复退费重结的事务性负担,以下两种情况仍然需要参保人回参保地手工报销:①如果本次就医定点医疗机构没有开通门诊慢特病相关治疗费用跨省直接结算服务,所有门诊慢特病相关治疗费用都不能实现跨省直接结算,注意不要按照普通门诊费用跨省直接结算,需按参保地规定在定点医疗机构全额自费结算后,回参保地手工报销。②如果本次就医的定点医疗机构开通了门诊慢特病相关治疗费用跨省直接结算,但是参保人的门诊慢特病不属于高血压、糖尿病、恶性肿瘤门诊放化疗、尿毒症透析、器官移植术后抗排异治疗,发生的医疗费用也不能实现门诊慢特病相关治疗费用跨省直接结算,注意也不要按照普通门诊费用跨省直接结算,需按参保地规定在定点医疗机构全额自费结算后,回参保地手工报销。跨省异地就医参保人一定要通过国家医保服务平台APP查询自己的门诊慢特病资格认定信息,对自己能够享受的门诊待遇了解清楚。

六、小结

门诊慢性病和重特大疾病涉及所有类别医保,随着时代的变迁,政策层面也在不断地变化,在管理上要注重与时俱进,灵活多变,这样才能把门慢特管理得有条不紊,提升患者的满意度,提高整个行业的工作效率。

(孙 阳 张 驰 吴菁菡)

第五节 住院医保管理

住院医保管理涉及患者住院的方方面面,其管理水平的高低直接影响患者的就医满意度、医院的整体绩效和发展。

一、患者转诊转院管理

异地居民患者要到医院住院,作为异地医保患者,为转诊直接来医院就医是不能直补的,患者的转诊方式有很多:①患者未经过当地医院办理转诊直接来医院就医,这种情况患者可电话联系当地医院或当地医保局办理电子转诊,但是这种非正常转诊,一般会降低20%或15%比例报销。②患者为急诊来医院住院,以前的办理方式为病区主管医生为患者开具急诊证明,由患者自己入院7 d内联系当地医保经办机构办理电子转诊,这样患者可按照正常比例报销,现在根据2023年度《国家医保局 财政部关于进一步做好基本医疗跨省异地就医直接结算工作的通知》医保发〔2022〕22号文规定,急诊患者无需再联系当地办理电子转诊,只需就诊医院医生直接按照急诊身份变更,然后在就诊医院直接按急诊登记医保即可。③患者经过当地医院治疗,当地医院评估后发现病情复杂,需要转上级医院治疗,由当地医院开具纸质转院单,患者携纸质转诊来医院就医,登记时按正常转诊办理。

异地医保患者来医院住院,在医保层面的管理比较复杂,这直接关系到患者的就医满意度,患者报销比例的高低以及医院的整体效益,下面就来展开分析。异地患者来医院住院涉及医保层面最关心的是报销比例是多少,一次住院能报销多少钱,怎么转诊比较合适等。转诊政策都是国家制定的,按照分级诊疗政策,患者就医需首选当地的医疗机构,分级诊疗的政策精神内涵在于合理的医疗资源配置,如果患者因为一些基础的小病就直接来省级三甲医院就诊,会不利于当地医疗机构的发展,造成当地医疗资源浪费,同时也会造成省级三甲医院的医疗资源负担。而每一位患者都希望能享受到最优质的医疗资源,所以医保部分所要做的事情就是把分级诊疗精神落实好,如果患者来省级三甲医院就医,能让患者享受到最优质的医疗资源,同时让患者能够尽量高比例报销。

二、窗口咨询管理

首先,医院会设置相应的医保咨询窗口来解决患者的各种医保问题。比如患者关心的医保转诊政策、报销比例等,窗口人员应该熟练掌握各种医保政策,做到与患者及患者家属沟通顺畅,及时为他们答疑解惑。同时,如今医疗机构更加趋向于信息化建设,在患者办理转诊、登记、结算时经常会出现各种信息问题,窗口人员须具备迅速分析问题根源的能力,联系相关信息部门、临床各科室,准确、快速处理问题。其次,医院医保部门需充分发挥医保的监管职能,对于临床科室的合理用药、合理诊疗等在医保范围内进行合理化建议,比如有些临床医生不太注重药品的医保限制适应证,通过医保中心的反馈,有可能临床医生形成医保扣款,这时医院医保部门就充当了一种媒介的作用,通过答辩、扣款等对临床医生及临床科室形成监管,使不合理用药和不合理诊疗逐渐减少甚至消失。最后,经常会收到临床医生反映的关于患者住院的各种医保问题,医疗机构医保部门需要充当为临床各科室服务的角色,向临床医生解释各种合理的医保政策,使临床医疗行为日趋合理,让患者满意。

投诉纠纷处理。①患者在院内医保方面投诉。规范处理流程,迅速反应,积极协调,使问题及时解决,让患者满意。②患者向医保局及其他上级主管部门投诉。在我院相关科室与上级主管部门之间积极协调,做好患者工作,尽快解决问题,争取把不利影响最小化。如患者A投诉住院时用的自费项目太多而造成自己报销金额很少,此时不能听患者的一面之词,需要先和临床医生了解情况,因为患者住院所用的所有自费药品和诊疗项目需要患者及家属签自费告知书,如果在患者对自己所用的自费项目都知情并且签署了自费告知书,同时该患者的病情需要用到一些特殊的自费药品和诊疗项目,此时患者报销金额不高也是合情合理的。但是如果患者没有签署自费告知书,或者虽然签署自费告知书,但仅仅是签字了,对自己所用的自费项目毫不知情,此时就需要综合统筹,可能需要临床科室或大夫来承担相应的责任,并告知其应尽到的告知义务。

三、预住院政策

医疗机构的床位数通常是有限的,在很多时候也是不够用的,这就需要提升床位的使用效率,因此预住院政策应运而生。简单地说就是患者需要住院,但是暂时还不需要占用床位,可提前在门诊完成相关检查,待正式住院后,可把门诊自费的检查等相关费用并入住院费,这样可大大缩短患者的住院时间,合理地提升了医疗资源配置,增加了临床科室的床位周转率,提升了医疗机构的医疗资源使用效率。

预住院具体操作如下:①预住院登记。门诊医生在待诊患者列表中找到患者名字,右键选择"预住院登记"即可。预登记成功后,可按正常住院流程,开立住院证后,办理住院。预住院患者的门诊费用不可医保缴费,只能以自费形式缴纳,不可打印发票。必须先登记预住院后再缴费,否则会自动生成发票号,无法转换为住院费用。②开立住院证。住院证开立时,必须开立到已登记预住院的就诊信息中,才能成功转换为住院费用。例如,同一患者存在多次挂号,只有登记过预住院的就诊信息,才能成功转换为住院费用。③将患者的门诊费用转换为住院费用。在住院医生站的"预住院患者费用转换"功能界面,通过检索患者的门诊号获取患者的门诊费用,点击"一键转换"即可。住院医生将患者的门诊费用转换为住院费用时,必须护士已接诊,且开立新医嘱时,必须已完成了门诊费用的转换。④预住院的退出。医生确认患者不再采用预住院的方式时,可以退出此次预住院。

预住院退出方式:登记人可以在门诊医生站的"预住院"患者列表中,找到该患者,右键点击"取消预住院登记"菜单,将患者取消预住院登记。预住院的办理要求:①目前全院均已开通预住院权限,医师门诊接诊患者时,确认患者需住院治疗,可办理预住院登记。②门诊处方开立、门诊缴费、住院证开立,必须先办理预住院登记,并在挂号有效期 7 d 内完成。③门诊处方、住院证,必须在门诊医生站"预住院"患者列表中选择患者开立。④必须将住院证开立到已登记预住院的就诊信息中,才能成功转换为住院费用。⑤住院证开立 7 d 内,必须到病房办理住院,才能成功转换为住院费用。⑥门诊费用转换为住院费用前,若存在未打印条码的检验项目,必须先打印条码并完成检查,若存在未取药品,必须先取药。否则费用转换后,原单据均会失效,并无法在病房补打。⑦预住院证只能由登记医师进行开立,患者如需到其他病区住院,可由登记医师将预住院证开至目标病区。

预住院费用的缴纳:①必须先登记预住院后再缴费,否则会自动生成发票号,无法转换为住院费用。②预住院患者的门诊费用不可医保缴费,只能以自费形式缴纳,不可退费,不可打印发票。③门诊费用转换为住院费用时,护士必须已接诊。④开立新医嘱时,必须已完成门诊费用的转换。⑤患者如不想住院,但项目未做需要退费时,需取消预住院操作后,方可在门诊办理退费。⑥患者如需要住院,但项目未做需要退费时,须在办理入院、转换费用后,在病房办理退费。

患者 A 需在眼科住院做白内障手术,但是此手术当天做完即可出院,术前需要相关检查耗费 1～2 d,所以需要先给此患者办理预住院完善相关检查,等手术当天把该患者的预住院费用并入住院费用,当天即可出院。这样一来,既缓解了医院的床位紧张,又提升了医院住院的周转率,实现了医疗资源的合理化配置。

四、医疗救助政策

医疗救助对象为参加基本医保的困难职工和城乡居民,主要包括以下 4 类救助对象:城乡特困人员、孤儿;城乡最低生活保障对象,返贫致贫人口;城乡低保边缘家庭成员、农村易返贫致贫人口;因病致贫重病患者和人民政府规定的困难人员。

根据上级精神,医院自 2022 年底开始落实医疗救助相关政策,最主要表现为,针对来医院就诊的医疗救助人员,临床科室会控制其住院自费率不超过 10%,即患者所使用的药品、耗材及相关诊疗的纯自费项目不会超过该患者整体住院费用的 10%,超过部分由医院承担,具体来说,这些自费的项目包括:100% 自费的丙类药品,100% 自费的耗材和诊疗以及本来是医保可以报销的药品,但是由于该患者不符合医保限制适应证,而被临床大夫开医嘱时选择为自费用的药品。

该政策实施以来,曾经出现了一系列的问题,开始时那些 10% 或 20% 首自付的乙类药品也被纳入了医疗救助监管范围,但是由于患者住院使用的乙类药品占药品总比例的一大部分,所以经过协调,此类药品被剔除出监管范围。再者,开始由于信息系统的不完善,患者住院时如果不登记医保,医生是无法判断其医疗救助身份的,这就容易造成医生的不知情,以至于患者的住院自费率超出 10%。通过信息系统的不断完善,现在可实现患者住院时即使不登记医保,就能识别其医疗救助身份,这大大地降低了临床医生的风险。当然,现在还存在一些问题有待解决。例如患者 A 来医院住院时,其身份不是医疗救助人员,医生对其用药和相关诊疗时,根据患者的实际情况使用了超过总费用 10% 的药品和相关诊疗,但是患者在住院期间办理了医疗救助,导致最终医院要承担相关的超出费用,此类问题还未能得到有效解决。还有一些问题,由于医疗救助政策限制了患者住院的自费率,但是由于某些个别患者按照实际情况需要用到超出10%的自费项目,但是临床害怕承担损失,所以就违背本应该正常的治疗方案,这无疑会打击临床治疗的积极性和合理性,这些问题都有待解决。

五、异地急诊与外伤人员医保管理

异地急诊患者来住院,以前的政策为患者住院后由主治医生开具急诊诊断证明,加盖急诊专用章,然后由患者在入院3 d内联系参保地办理电子转诊,最后患者按照急诊登记,按正常比例报销。更新后的政策将办理急诊的权限全部给到医院,急诊无须再由参保地转诊,直接由住院医生来判断患者是否符合急诊入院标准,如果符合,由主治医生在系统按急诊入院办理,然后直接由患者到住院收费处登记医保即可。

异地外伤患者来住院,按以前的政策,由于就医地无法判断患者的意外伤害是否有第三方造成,所以异地外伤患者统一在医院自费结算,然后回参保地手工报销,由参保地判断患者外伤是否由第三方造成。现在的政策是外伤患者来住院,如无第三方责任人,可由患者或家属签立"外伤承诺书",承诺其无第三方责任人,然后由患者的主治医生在系统里把患者的基本信息改为外伤患者在院就医,最后由患者到住院收费处登记,在医院完成直补。

(孙　阳　张　驰　吴菁菡)

第六节 医保违规管理

医保违规涉及医保的方方面面,现在主要是通过医保局对定点医疗机构的监管来实现,以前是通过人工审核来实现,但是人工审核只是通过抽查医院的部分住院病历和清单,组织专家进行审核,审核的人数有限,不能覆盖所有的住院病历。2022年以来医保局上线了"两定"智能审核,智能审核的优势在于对定点医疗机构的全覆盖,但是智能审核初期上线,规则还有很多不合理,会有很多筛选误差,对此定点医疗机构也不断通过反馈向医保局提建议,具体建议如下。

一、扣费金额大于记账金额

某些药品计费后由于临床各种原因又退费,在医院系统计费显示"一正一负",实际最终并未计费,但智能审核平台依然筛选出该类数据并推送给医院,最终出现扣费金额大于记账金额的情况,此问题需中心工程师查找原因并解决。

二、部分诊疗项目筛选规则不合理

1. 重复收费问题　　两项目虽然在同一天收取,但不是同一时间,也不是同一科室,未造成重复收费。如特级护理与引流管护理、急诊监护费与心电监护、无痛电子胃肠镜与氧气吸入、无痛电子胃肠镜与心电监护等。分析该问题可能是中心筛选规则以"天"为单位,建议中心把筛选范围缩小到"小时",这样可大大减少误差。

2. 引流管护理计费超天数　　经过与临床沟通深入了解,同时与"物价标准"结合,该项目按物价标准为"每管路/日",并非"每日",因病情需要患者有可能带有多个引流管,需结合临床,建议取消或调整此筛选规则。

3. 部分诊疗费用计费超天数　　部分诊疗费用计费超天数,如"床位费""护理费""胃肠减压"等,发现实际计费并未超天数,胃肠减压包括胃肠减压和引流管引流,这2个项目在中心用的是一个编码,筛选规则不能仅按天数来判断。

三、部分药品筛选规则不合理

1. 沙库巴曲缬沙坦片　沙库巴曲缬沙坦片的医保限证中有用于治疗原发性高血压,但是根据疾病和有关健康问题的国际统计分类(第十次修订本)(ICD-10)疾病诊断编码,"高血压""高血压病""高血压1、2、3级"等诊断都是"原发性高血压",如果是继发性高血压,大夫则会下"妊娠高血压""肾性高血压""内分泌性高血压"等诊断。所以标明病因的"高血压"诊断即为"原发性高血压"。

2. 注射用醋酸奥曲肽微球　注射用醋酸奥曲肽微球,限胃肠胰内分泌肿瘤,很多患者为单独的胃内分泌肿瘤、肠内分泌肿瘤或胰腺内分泌肿瘤,而胃肠胰内分泌肿瘤是一个广义的诊断,包含有多个器官的肿瘤,所以此类患者均符合药品限证。

3. 麻醉类辅助药品　麻醉类辅助药品如注射用苯磺酸瑞马唑仑,限结肠镜检查,经查此类患者都做了无痛电子肠镜检查,该项目包括肛门、直肠、结肠部位,因此智能审核不能简单地以关键字筛选来区分无痛电子肠镜与结肠镜检查;环泊酚注射液,限消化道内镜检查中的镇静;全身麻醉诱导。经查此类患者都做了相关手术,收取"全身麻醉",符合药品限证,但是由于智能审核筛选患者结算诊断信息,不会有"全身麻醉"字样,因此无法识别。

4. 保肝类药物　保肝类药物舒肝宁,限急性肝炎、慢性肝炎活动期患者,根据病因肝炎有很多种,有病毒性肝炎、酒精性肝炎、药物性肝炎、自身免疫性肝炎等,这几种情况还可能导致肝硬化、肝衰竭、肝肿瘤等。医生会根据患者的病情及分期不同,有不同的描述性诊断,如肝功能不全、肝损伤、肝硬化、肝衰竭等。所以不能简单地以医保限证作为审核规则。

5. 解热镇痛类药　在疫情防控期间,因为此类药供应短缺,医院用什么剂型的退热药无法选择,只能有什么就用什么。但智能审核系统还是把成人使用右旋布洛芬混悬液判断为违规,这种情况在疫情传播的特殊时期也是不合情理的。

类似上述情况还有不少,有很多用药和治疗还涉及检查、检验结果的综合判断,所以筛选违规数据的规则设计要综合考虑患者治疗的方方面面。

四、医院已经上传的反馈,系统判定为放弃申诉并扣款,未提醒

由于中心对疑似违规数据复审后,直接进入"终审"环节,最终进入"关闭"系统,在复审结束到终审期间,定点医疗机构看不到中心审核数据,只有到"关闭"系统才可看到,有个别数据可能存在扣款不合理或金额有误,或者因为其他原因导致数据上传不完整,一旦进入到"系统关闭"环节,再更正就非常麻烦。如果数据跨月将无法通过两定平台退回并修改,建议在两定平台"复审"环节后增加定点医疗机构"复核"环节,以发现问题及时解决,目前来看"智能审核"还无法完全替代人工审核,毕竟医学是个非常复杂的学科,需要有专业的人员进行把关。

五、建议按照医院规模给定点医院分配适量的工号权限

定点医疗机构模块目前两定平台只给一个工号,数量大的时候多人使用一个工号可能会造成系统卡顿,同时推送数据出现问题时无法责任到人,建议中心给定点医疗机构从事医保智能审核人员每人分配一个工号。

针对智能审核的不合理规则,定点医疗机构还会不断地向医保局提出合理化建议,相信审核规则会越来越完善。

(孙　阳　张　驰　吴菁菡)

第七节 DIP 运营管理

一、DIP 政策概述

按病种分值付费(diagnosis-intervention packet,DIP)是利用大数据优势所建立的完整管理体系,发掘"疾病诊断+治疗方式"的共性特征对病案数据进行客观分类,在一定区域范围的全样本病例数据中形成每一个疾病与治疗方式组合的标化定位,客观反映疾病严重程度、治疗复杂状态、资源消耗水平与临床行为规范。可应用于医保支付、基金监管、医院管理等领域。

2021年底,国家医保局印发支付方式改革三年行动计划,指出到2024年底,全面完成以DRG/DIP为重点的支付方式改革任务。医保支付从"按项目付费"转变为"按病种分值付费"。

(一)实施目标

分期分批加快推进,从2022到2024年,全面完成DRG/DIP付费方式改革任务,推动医保高质量发展。到2024年底,全国所有统筹地区全部开展DRG/DIP付费方式改革工作,先期启动试点地区不断巩固改革成果;到2025年底,DRG/DIP支付方式覆盖所有符合条件的开展住院服务的医疗机构,基本实现病种、医保基金全覆盖。完善工作机制,加强基础建设,协同推进医疗机构配套改革,全面完成以DRG/DIP为重点的支付方式改革任务,全面建立全国统一、上下联动、内外协同、标准规范、管用高效的医保支付新机制。

(二)政策规划

统筹地区全面覆盖,在2019—2021年试点基础上,按2022年、2023年、2024年3年进度安排。以省(自治区、直辖市)为单位,分别启动不少于40%、30%、30%的统筹地区开展DRG/DIP支付方式改革并实际付费。鼓励以省(自治区、直辖市)为单位提前完成统筹地区全覆盖任务。

医疗机构全面覆盖统筹地区启动DRG/DIP付费改革工作后,按3年安排实现符合条件的开展住院服务的医疗机构全面覆盖,每年进度应分别不低于40%、30%、30%,2024年启动地区须于2年内完成。

(三)DIP 机制建设方面的四大具体任务

1. 完善核心要素管理与调整机制 突出病组(病种)、权重(分值)和系数3个核心要素,建立完善管理和动态调整机制,并不断完善各项技术标准和流程规范。加强病组(病种)管理,以国家分组为基础,结合本地实际,维护和调整病种分组,使之更加贴近临床需求,贴近地方实际,更利于开展病种费用结构分析;加强病组(病种)权重(分值)管理,使之更加体现医务人员劳动价值,更加体现公平公正;加强医疗机构系数管理,有效体现医疗服务技术含量,促进医疗服务下沉,促进分级诊疗,大幅提高医疗服务资源和医保基金使用绩效。

2. 健全绩效管理与运行监测机制 加强医保基金使用效率效果评价考核,不断提高有限医保基金使用绩效。各地要基于DRG/DIP付费改革,加强医疗服务行为的纵向分析与横向比较,建立医保基金使用绩效评价与考核机制,并充分利用考核评价成果建立激励约束机制,真正发挥医保支付"牛鼻子"作用。按照DRG/DIP付费国家医疗保障经办管理规程要求,围绕DRG/DIP付费全流程管理链条,构建"国家—省—市"多层次监测机制,加强数据分析,优化工作流程,提升信息化水平,建立管用高效的监测体系。

3. 形成多方参与的评价与争议处理机制 各地要建立相应技术评价与争议处理机制,形成多方参与、相互协商、公开公平公正的医保治理新格局。要立足当地实践,建立完善争议问题发现、研究解决和结果反馈机制,加强专业专家队伍建设、评议机制建设,支撑病种、权重(分值)和系数等核心要素动态调整,形成与医疗机构集体协商、良性互动、共治共享的优良环境。

4. **建立相关改革的协同推进机制**　各地要相应完善总额预算管理机制,大力推进按病种分值付费等区域总额预算管理,减少直至取消具体医疗机构年度绝对总额管理方式;要协同推进按床日付费、按人头付费机制改革,加强各种支付方式的针对性、适应性、系统性;在 DRG/DIP 政策框架范围内,协同推进紧密型医疗联合体"打包"付费;探索中医药按病种支付的范围、标准和方式,支持和促进中医药传承创新发展;要建立与国家医保谈判药品"双通道"管理、药品医用耗材集中带量采购等政策措施的协同推进机制,形成正向叠加效应。同步加强支付审核管理,完善基金监管机制,促进医疗机构强化管理,规范医疗服务行为。

(四)DIP 协同方面的四大具体任务

1. **编码管理到位**　全面推进标准化是医保部门的重大战略任务,也是 DRG/DIP 付费改革的重要支撑。要确保国家 15 项医保信息业务编码在定点医疗机构的全面落地,重点优先实现医保疾病诊断和手术操作、药品、医用耗材、医疗服务项目编码的落地应用,并使用医保标准编码,按照《医疗保障基金结算清单填写规范》上传统一的医保结算清单。

2. **信息传输到位**　医疗机构及时、准确、全面传输 DRG/DIP 付费所需信息是支付工作开展的基础。各统筹地区要指导、督促辖域内医疗机构对标国家标准,组织力量校验医保结算清单接口文档及各字段数据来源,梳理医保结算清单数据项的逻辑关系和基本内涵,做细医保结算清单贯标落地工作,落实 DRG/DIP 付费所需数据的传输需要,确保信息实时传输、分组结果和有关管理指标及时反馈并能实时监管。

3. **病案质控到位**　病案管理是 DRG/DIP 分组的核心。要引导医疗机构切实加强院内病案管理,提高病案管理质量。各统筹地区可以支持和配合定点医疗机构,开发病案智能校验工具,开展病案质量专项督查,提高医疗机构病案首页以及医保结算清单报送的完整度、合格率、准确性。

4. **医院内部运营管理机制转变到位**　支付方式改革的主要目的,就是要引导医疗机构改变当前粗放式、规模扩张式运营机制,转向更加注重内涵式发展,更加注重内部成本控制,更加注重体现医疗服务技术价值。各统筹地区要充分发挥 DRG/DIP 支付方式改革付费机制、管理机制、绩效考核评价机制等引导作用,推动医疗机构内部运营管理机制的根本转变,在促进医院精细化管理、高质量发展的同时,提高医保基金使用绩效。

二、DIP 付费概念及政策运行机制

(一)DIP 概念

采用工分制原理,将不同病种医疗费用与权重之间的相对比价关系,换算出每个病种的分值,依据年终基金支出预算确定分值单价支付。付费原理:可归纳为 3 个核心要素,即筛选病种、测算每个病种的分值、确定医疗机构系数。根据这 3 个核心要素确定病种分值库,体现出不同病种之间的相对权重,确立医疗机构诊疗病种费用与支付价之间的比价关系,医保再根据区域总额预算确定每个分值的单价,分值乘以单价则是医保对定点医疗机构的基金支付额度。

(二)DIP 定价工具的政策风险点

基于事实发生的医疗费用数据,采用病种拆分和聚类思想,进行的细分病种分类,本质上是单病种+点数支付模式。技术缺陷:①平均费用法计算权重及病种分得过细不利于控费;②平均成本定价,产生医疗质量问题,也不利于临床创新;③最优临床路径的优化问题,导致不合理治疗合理化;④没有完全考虑每个病种的并发症、合并症影响,15% 病种严重程度的风险调整方法较粗,容易

产生挑选轻症、推诿患者和分解住院问题,没有考虑综合医院在科研与教学方面的成本补偿;⑤相对于 DRG,在医院绩效驱动下容易导致临床学科发展的异化,套高分值现象明显,简便廉价的小分值病种消失。

(三)先行 DIP 地区的政策风险

先行 DIP 地区的政策风险有:①病种分值表形成过程和特病单议,医疗机构与临床专家参与不足;②会产生"优胜劣态"效应,在区域总额预算下容易带来改革的"技术虹吸"问题;③"一刀切"的等级医疗机构系数设置,容易导致医疗机构轻病入院现象;④点数法冲量带来的点值下降风险;⑤对疑难重症补偿不利,可能会影响临床创新;⑥医疗资源供给过剩区域,基层病种同病同价设置,不一定利于分级诊疗,可能存在诊疗的"换马甲"现象。

(四)价值医疗导向的医保 DIP 付费政策体系

价值医疗导向的医保 DIP 付费政策体系包括:①筹资-预算,DIP 支出预算确定机制;分块预算机制;区域预算、分级预算、医疗机构预算;基于清算区间的支付激励约束机制(配置"合理超支"甄别机制、"合理分担"清单制、考核分担机制)。②定价-DIP,采用国家 DIP 的技术标准;病种分类与分值合理调整的专家论证机制;特殊病例范围界定;分值动态调整机制。③支付-预付费制(prospective payment system,PPS),以病种标杆均值为依据,做好支付规则设计(平均支付、成本差异支付、行为引导支付、除外支付、豁免支付、倾斜支付、创新支付、质量支付、能力支付、分级诊疗支付、疗效价值支付等);设置综合系数(医院系数、考核清算系数、质量系数、倾斜系数、基层病种与核心病种系数等);合理配置基金(建立复合式分值支付体系)。④管理-运行机制,决策与业务工作机制;协议沟通机制;特病单议机制;DIP 大数据监测机制;DIP 绩效考评机制;违规医疗行为标准与监管机制;第三方支持机制。

三、DIP 付费下的医院运营管理策略

(一)策略1:推动组织结构变革

①医务部门:组织协调,推进相关工作。②医保部门:DIP 政策培训、院内数据交互、数据分析、医疗收费审核、医保联系。③质控部门:病案首页培训、临床路径实施、严控药占比、辅助用药。④病案部门:疾病编码与医保结算清单填写及质量管控。⑤药学部门:临床用药指导,合理用药管理。⑥信息部门:DIP 付费病例数据和信息上传、DIP 大数据分析。⑦绩效部门:绩效方案制定与绩效考核。⑧临床科室:病历书写规范、病案首页填报、病案及时归档、DIP 分组反馈。

(二)策略2:优化服务流程,提质增效

入出院服务标准化如下。①入院之前:出入院服务中心通知患者空腹来院;安排床位。②办理入院手续:ERAS 快速通道专窗办理。③术前各种检查:即刻空腹抽血检查;CT、超声当天完成;MRI 最多隔天。④术前麻醉访视。⑤缩短待手术时间:建立待手术时间监控机制;掌上 BI 每日推送待床日>24 h 患者信息。⑥出院后随访:出院后 1~3 d 电话随访,根据疾病定期关注;随访内容,包括身体状况、伤口情况、解答疑问、提醒按时门诊就诊、门诊预约。

(三)策略3:实行病种分级管理,实现病种结构转型

坚持医院—医生—科室分层管理,依托积累的 DIP 大数据,确定标杆病种—优势与特色病种—正常病种—亏损病种分级管理模式,不断推动病种结构转型。①医院层面:全院 DIP 运营数据分析,测算实际发生费用与 DIP 病种定价标准的差异率,确定本院和科室的优势病种和特色病种。②医院和科室层面:对亏损病种的病因结构、诊断结构、治疗结构进行"开包验证"的收益分析,争取亏损病种扭亏为盈,转化为优势病种和特色病种。③医院层面:对优势病种和特色病种进行最优成

本结构分析,确定全院的标杆病种。④分批次和学科建设梯队,推进病种结构转型。

加强对DIP病种的常态化大数据运营分析:①病种的整体情况分析,医疗服务能力[总病例数、一二三级病种覆盖率(主诊断;主诊断+治疗方式;主诊断+治疗方式+手术操作)、CMI值、总RW值、三四级手术占比、微创手术和日间手术占比]、医疗服务效率(均次费用、费用消耗指数、平均住院日、时间消耗指数、药占比、耗材占比、检查检验比占、上下转诊率)、医疗服务质量(低风险死亡率、重症救治病例数量占比、出院31 d内再住院率、手术患者并发症发生率、院内感染率、非医嘱出院率)、医保结算状况(医疗总费用、医保拨付费用、总超支结余金额或比例)等。②病种的盈亏状况分析,正常病种、高倍率病种、低倍率病种、无分值对照病种、基层病种,病例数量、费用及结构、盈亏情况等。③病种的CMI值分析,全院—科室—带组医生的病种CMI值及排名。④病种的RW值分析,分科室(化疗科室、保守治疗科室、外科科室等)、分病种结构(一级、二级、三级)、权重结构(低权重RW≤0.5、高权重RW≥3.0等)进行RW值分析。

(四)策略4:强化病案首页能力建设

加强病案室能力建设,人财物到位,强化专业培训构建病案编码填写三级质控体系。

1. 质控专员管理办法

(1)质控专员遴选标准　①专员条件:高年资主治医师及以上职称、责任心强、乐于奉献、勇挑重担、有良好沟通表达能力,热爱病案首页工作;②科主任或科室核心小组推荐。

(2)质控专员职责　①协助科主任做好本科室出院病案首页质量管理与控制,包括24 h电子首页的提交、3 d归档率、基本信息栏填写监督、诊断手术选择的正确性等内容,做好科室的首页自查工作;②协助病案科开展本科室病案首页填写的相关培训;③做好院与科之间的政策文件和临床问题协助反馈;④不定期收集科室问题,及时反馈与解答。

(3)考核与激励　①符合条件的,由医院颁发专员聘书;②制定专员考核办法,严格按考核标准发放专员津贴;③考核内容:科室出院病案首页的准确性、规范性、内涵性、完整性及首页提交及归档情况;④每年举行专员评优、评先活动,突出者由医院给予表扬和奖励;⑤考核不合格、不按职责履行者,取消专员资格。

2. 时刻关注病案首页的填写规范和质量

①病案首页填写的政策依据为原国家卫生计委办公厅2016年24号文《住院病案首页数据填写质量规范》(以下简称《规范》);以及国家卫生健康委办公厅、国家中医药局办公室下发的《关于启动2019年全国三级公立医院绩效有关工作的通知》与国家医保局发布的医保版ICD。②强调首页信息的准确性、首页与病历记录的一致性(《规范》第三到第五条)。③明确主要诊断定义、选择总则及特殊情况下的选择细则(《规范》第十到第十三条)及手术操作填报原则(《规范》第二十二条)。④时刻注意错编、漏编、多编、高编、低编、不规范编码,并进行质量及问题分析。⑤正确处理好临床诊断与分类诊断(临床医师应当按照规范要求填写诊断及手术操作等诊疗信息;编码员应当按照规范要求准确编写疾病分类与手术操作代码,临床医生已做出明确诊断,但书写格式不符合疾病手术分类规则的,编码员可按分类规则实施编码)、病案首页与医保结算清单之间的关系。

(五)策略5:以DIP数据为导向,完善临床绩效激励体系

绩效考核以量化指标和精准数据为基础,围绕公立医院绩效考核指标,实施专项激励计划,结合CMI值、总RW值、入组数、国考三四级手术比例、疑难重危病例占比、低风险死亡率等指标,确定奖励水平;依据学科特点,建立分类绩效考核体系。①内科:侧重内科操作治疗工作量、优势病组收治情况。②外科:侧重三四级手术收治情况、优势手术情况、微创手术情况、创新术式情况为考核依据。③门急诊、医技、麻醉、ICU等:配合临床新开展的检测项目情况、主动开展的治疗性项目情况、考察急危重症抢救成功例数。④病案室:手术编码填写准确率。⑤科室和医生组绩效分配,做到整

体平衡、兼顾特殊、奖励为主、惩罚为辅。

(六)策略6:加强医疗行为监督管理

认真贯彻落实《医疗保障基金使用监督管理条例》、医保协议、国家DIP技术规范与经办规程中对医疗行为的法律法规约束性条款,并形成医院DIP付费医疗行为监管管理制度。具体有:①对DIP违规行为监管辅助目录5个指标(病案质量、二次入院、低标准入院、超长住院和死亡风险)做好主动监测分析;②强化合理控费监管,重点对药品、耗材、检查检验等成本进行实时监管分析;③注意低标准入院、分解住院、挑选轻症、推诿重症、高套分值、不合理收费、患者自费转嫁等行为;④关注重点科室、重点病区、重点项目(既往检查整改项目)、重点病种、低分值病种的医疗行为变化趋势;⑤重视第三方赋能,建立院端医疗行为监管和分析系统。

(孙　阳　张　驰　吴菁菡)

第八节 医院医保管理案例

案例:门诊慢特病直接结算网上申办流程及注意事项

- 江苏省盐城市退休职工李阿姨来北京帮助儿子看孩子,她以异地长期居住人员身份在国家医保服务平台APP上成功办理了异地就医备案。李阿姨患有多年的高血压疾病,并已在盐城医保部门完成资格认定,看看她是怎样在北京享受到门诊慢特病相关治疗费用跨省直接结算的。

李阿姨按照《门诊慢特病相关治疗费用跨省直接结算攻略》做出如下决策。

第一步,李阿姨登录国家医保服务平台APP查询自己具有门诊慢特病资格的相关信息。她看到自己享受的门诊慢特病病种名称为高血压,享受待遇开始日期为2022年1月1日,终止日期为2099年1月1日(默认长期的通用显示)。

第二步,李阿姨了解了参保地盐城市具体的门诊慢特病相关治疗费用跨省直接结算政策,有助于明明白白享受结算服务。她在"异地就医更多查询"界面点击"门慢特告知书",了解了盐城市职工医保门诊慢特病相关治疗费用跨省直接结算待遇政策,特别是看到盐城市职工对于门诊慢特病不限制定点医院数量,也就是说她可以在北京选择任何一家已开通高血压门诊慢特病费用跨省联网定点医疗机构就诊,并享受直接结算服务。

第三步,李阿姨就医前,先查询了北京市定点医疗机构门诊慢特病结算开通情况。她登录国家医保服务平台APP,在"异地备案"服务专区,点击查询服务下的"异地联网定点医药机构查询",选择就医地为北京市,点击"更多筛选",在"开通类别"中选择门诊慢特病,就可以查询到北京市开通的所有门诊慢特病费用跨省联网定点医药机构。李阿姨选择了离家较近的北京市某二级综合医院。

第四步,李阿姨去医院就医前,她儿子帮她激活了医保电子凭证,为了双保险,就医当天同时带上社会保障卡。

第五步,李阿姨在医院挂号时主动说了自己在江苏省有高血压门诊慢特病,已经做了异地就医备案,要求直接结算。医院会通过信息系统从李阿姨的参保地调取她门诊慢特病资格,并将信息推送到医生工作站。医生为李阿姨开具了治疗高血压的门诊慢特病处方,发现她还有点感冒,单独为她开具普通门诊的处方。李阿姨拿着两个处方到收费处缴费时,出示医保电子凭证,高血压处方按照门诊慢特病待遇直接结算,感冒药的处方按照普通门诊直接结算。

• 刘某的爱人赵某是黑龙江省哈尔滨市职工医保参保人,患有白血病,按照参保地政策已在哈尔滨市完成恶性肿瘤门诊放化疗的资格认定,想要在北京市爱华医院(虚拟名称,下同)进行恶性肿瘤门诊放化疗治疗。刘某问,他们是否能够享受恶性肿瘤门诊放化疗相关治疗费用跨省直接结算服务,应该怎么办?

答:刘某说的北京市爱华医院开通了普通门诊和住院费用跨省直接结算,但暂时没有开通门诊慢特病相关治疗费用跨省直接结算服务。如果赵某的病情只能在北京市爱华医院进行恶性肿瘤门诊放化疗治疗,他们应全额自费结算后,回哈尔滨市进行手工报销。特别提示一下,北京市爱华医院开了普通门诊费用跨省直接结算,注意不要按照普通门诊直接结算,这样会影响报销水平。患者赵某可以登录国家医保服务平台 APP 查询北京市开通恶性肿瘤门诊放化疗的其他联网定点医疗机构,在相应的定点医疗机构可以享受直接结算。

• 山西省长治市职工医保参保人王某患有类风湿性关节炎,因工作需要外派到上海工作 3 年,类风湿性关节炎属于长治市门诊慢特病病种范围。那么,他在上海的医院看门诊时能够刷卡直接结算吗?

答:暂时不能。因为类风湿性关节炎不在国家试点的 5 种病种范围内,当前还不能实现跨省直接结算。同时,考虑到参保地门诊慢特病医保待遇水平一般高于普通门诊,对于治疗类风湿性关节炎的医疗费用,王某也不要在上海开通普通门诊费用跨省联网定点医疗机构直接结算,可以选择全额自费结算后,回长治市手工报销。

(孙　阳　张　驰　吴菁菡)

第六章 医院采购管理

第一节 医院采购管理概述

一、医院采购管理的概念

医院采购管理是指医院为满足医疗服务和运营需求而进行的物资、设备和服务的采购活动的管理过程。它涉及从供应商处获取所需的药品、医疗器械、设备、耗材以及各种服务,确保其质量、供应稳定性和合理性,同时还需要管理采购流程、供应链、库存和供应商关系。医院采购管理的目标是实现高效的资源利用和成本控制,确保医院能够提供高质量的医疗服务,实现医院的战略目标。

二、医院采购管理的主要步骤

医院采购管理的主要步骤包括采购项目调研、采购方式的确定、采购项目开标及评审、采购合同签订、采购项目存档及采购结果评价6个环节。采购项目调研是指对采购需求进行详细了解和分析,明确采购目标及要求,并调查潜在供应商情况。采购方式的确定是根据采购项目的性质、金额和法律法规等因素,选择适合的采购方式,如公开招标、邀请招标、竞争性谈判及竞争性磋商等。采购项目开标及评审是指在采购过程中,对各家投标人提交的投标文件进行开标议价并评审,选定符合要求的成交供应商。采购合同签订是在确定成交供应商后,与成交供应商签订合同,明确双方的权益和责任,约定交货期、付款方式等关键内容。采购项目存档是将采购过程中的相关文件和记录整理归档,以备后续查询和审计。采购结果评价是对已完成的采购项目进行绩效评估和总结,检验采购成果的实际效果,并提供参考和改进意见,旨在实现高效的资源利用和成本控制,以提供高质量的医疗服务,确保医院战略目标的实现。

三、医院采购管理的主要功能与常规内容

1. 医院采购管理的主要功能 ①导向功能:通过将各方面关键指标纳入绩效管理体系,引导团队和个人为实现医院整体目标而努力。②监测功能:通过实时跟踪绩效指标,及时反映医院各方面运营情况。③诊断功能:通过定期监控绩效计划的执行情况,及时发现组织中存在的问题和偏差。④激励功能:将绩效评价结果应用于奖金分配、岗位聘任等各方面,能够发挥有效的激励约束作用。⑤资源配置功能:绩效评价的结果和绩效指标的比较有利于帮助医院优化人力、床位、设备等各类资源配置。

2. 医院采购管理的常规内容

(1)库存监控 监控医院库存水平,及时补充物资,避免过量或短缺的情况发生。

(2) 成本控制　通过谈判和比价等手段,争取最有利的价格和优惠条件,降低采购成本。
(3) 质量管理　确保所采购的物品符合医疗质量标准和要求,进行质量检查和验收工作。
(4) 合同管理　管理与供应商签订的合同,包括合同履行监督、变更管理和终止等事项。
(5) 数据分析与报告　对采购数据进行整理和分析,提供采购决策支持和采购优化的建议,生成相关的报告与统计数据。

(刘继静　边　洁　晋高杰)

第二节　采购项目调研

调研是采购项目开标前的一个重要步骤,可以更好地了解市场情况和潜在供应商的能力。它旨在了解医院临床科室及业务部门的采购需求、供应链情况、竞争格局、价格趋势和其他相关因素,以便制定有效的采购策略和决策。常见的采购项目调研主要有以下方面。

一、需求调研

向医院的临床科室或业务部门调研,以收集其需求意向及目标采购产品或服务的指标,以及采购预算限制和其他约束条件等。这类调研旨在帮助采购部门更好地了解临床科室的真实需求,为后续采购提供立项支持。调研内容包括但不限于以下方面:①了解临床科室对特定产品的需求,例如医疗设备、试剂、耗材等;②了解需求产品的性能要求、规格、质量标准等;③了解临床科室对技术支持和培训方面的需求,以确保正确使用和维护所采购的产品;④了解临床科室的需求与相关规章制度要求,以确保所采购的产品符合相关标准和合规要求。通过临床科室采购需求调研,能明确采集科室需求信息,从而提供符合其要求的产品和服务,建立长期合作关系,并满足医院提供高质量医疗服务的目标。

二、参数调研

在进行医疗设备、耗材、试剂及基建工程等项目参数调研时,不同的医疗设备和耗材等有各自的参数和规格,常规的参数调研包括但不限于以下内容。

1. **设备类型**　确定所需的医疗设备类型,如影像设备(X线、CT扫描仪、MRI等)、手术器械、监护设备、实验室设备等。技术规格:包括设备的尺寸、重量、功率要求、工作原理、工作温度范围、接口类型等。

2. **功能特点**　了解设备的主要功能和特点,例如影像设备的分辨率、扫描速度,手术器械的操作方式和功能模块等。

3. **检测参数**　关注设备的检测参数,如监护设备的心率、血压范围,实验室设备的检测灵敏度等。

4. **软件系统**　了解设备是否有软件系统,并了解其功能、界面友好性、数据存储与传输等方面的情况。

5. **安全性与合规性**　确认设备是否符合相关的安全标准和法规要求,如CE认证、FDA批准等。

6. **维护保养**　了解设备的维护保养要求、周期以及供应商提供的支持和服务情况。

7. **成本与采购**　考虑设备的价格、采购渠道、供应商情况、保修期限等成本和采购方面的因素。

8. **培训与支持**　确定设备供应商是否提供培训和技术支持,以及相关培训内容和支持方式。

9. 可扩展性与兼容性 了解设备的可扩展性,是否支持后续升级和附加模块的添加,以及设备与其他系统或设备的兼容性。在进行医疗设备参数调研时,可以收集相关制造商或供应商提供的技术文档、产品手册、规格表、用户评价等资料,以获取更详尽的参数信息。此外,与医疗专业人员、设备运营人员和供应商进行沟通和咨询也能提供更深入的了解。

三、医疗设备在院情况调研

1. 设备种类和数量 确定需要调研的医疗设备种类,例如影像设备(X射线、CT扫描仪等)、手术设备(手术台、电刀等)、监护设备等,并了解每种设备在院的数量和分布情况。

2. 设备状态和维护 调查医院设备的使用状态和维护情况,包括设备的年限、维修记录、故障率、预防性维护计划等,以评估设备的可靠性和工作效果。

3. 设备利用率和效率 了解设备的利用率和效率,包括设备的工作时间、停机时间、预约和排班情况,以及使用率与需求之间的匹配程度。

4. 更新和更新周期 调研临床科室对设备的更新策略和更新周期,包括设备更新的标准和流程。

5. 培训和技术支持 了解医院对设备操作人员的培训计划和技术支持措施,以确保设备能够得到正确操作和维护。

6. 设备需求和未来规划 考虑医院未来发展和需求变化对设备的影响,以辅助设备采购和规划决策。

四、医疗设备市场调研

了解相关产品或服务的市场供应情况,包括产品厂家数量、主流品牌、价格范围、产品特点等信息。通过网络搜索、与行业专家交流或参加相关展会等方式获取市场情报。

1. 产品分类和特性 确定所需的医疗设备类型和功能特性。了解不同品牌和型号的设备,以及其市场占有率和竞争优势。考虑设备的可靠性、性能、易用性、维护成本等因素。

2. 竞争环境和供应商 分析医疗设备市场的竞争格局和主要供应商。了解各供应商的产品线、技术实力、市场份额和声誉。评估供应商的服务质量、售后支持和价格竞争力。

3. 技术趋势和创新 关注医疗设备领域的技术趋势和创新,如数字化、远程监测、人工智能等。了解新技术对设备性能和临床应用的改进效果,以及其是否符合医疗机构的需求。

4. 质量和安全 考虑医疗设备的质量标准和认证要求。了解供应商的质量管理体系、产品认证和合规性。确保设备符合相关的法规和标准,以确保患者安全和临床诊断的准确性。

5. 价格和成本效益 评估设备的价格范围和成本效益。比较不同供应商的报价和销售条款,考虑设备的使用寿命、维修保养费用等因素。权衡价格与设备性能之间的关系。

6. 参考其他用户经验 与其他医疗机构或专业人士交流,了解他们在类似设备采购方面的经验和意见。可以参考用户评价、案例研究和行业报告,以获取更全面的市场信息。

五、风险评估

在进行医院采购前期调研时,风险评估是一个重要的环节,主要考虑的因素如下。

1. 潜在供应商可靠性 评估潜在供应商的信誉和可靠性。了解其经营历史、资质认证、业务规模等信息,并查阅客户反馈和口碑。确保选择具有良好声誉和稳定供应能力的供应商。

2. 质量控制 评估潜在制造商及供应商的质量管理体系和标准。了解其生产过程和质检流程,以及是否符合相关认证标准。确保所采购的产品或服务符合医疗行业的质量标准和要求。

3. 采购项目交付能力 评估供应商的项目管理能力和交付能力。了解其项目组织结构、人员配备和管理流程。确保供应商能够按时交付产品或完成服务,并具备处理潜在问题和变更的能力。

4. 成本控制 评估采购项目的成本控制风险。比较不同供应商的报价和合同条款,确保合理的价格和费用结构。同时,注意隐藏成本和额外费用,避免超出预算或引发争议。

5. 法律和合规风险 评估潜在供应商的合法合规性。确保其在业务运作和产品制造方面符合相关法律、法规和行业标准。遵守知识产权、数据保护、环境保护等方面的规定,以减少法律风险。

6. 供应链可持续性 评估潜在供应商的供应链可持续性和稳定性。了解其原材料采购渠道、生产工艺、环境管理等情况。确保供应链不受外部因素的严重影响,以减少可能的供应中断或延迟。

7. 售后服务支持 评估潜在供应商的售后服务支持能力。了解其服务网络、技术支持团队和保修政策。确保在采购后能够及时获得必要的技术支持、培训和维修维保服务。

通过对这些风险进行评估,可以预防潜在问题和风险,并选择最合适的供应商和方案。同时,建立有效的合同和监督机制,以确保采购项目的成功实施和风险的最小化。

(边 洁 晋高杰 刘继静)

第三节 采购方式的确定

一、采购方式的分类

因为涉及患者生命健康和医疗服务质量,所以医院采购更需要高度重视产品质量和供应商的可靠性。在确定采购方式时,需特别考虑风险管理、合同管理和售后服务等方面的因素,以确保采购的顺利进行和项目的成功实施。医院采购的方式主要包含以下几类:公开招标、邀请招标、竞争性谈判、询价、单一来源采购、竞争性磋商、框架协议采购、议价采购、临时采购、紧急采购等。

(一)公开招标

公开招标指以招标公告的方式邀请3家以上不特定的供应商参加投标的采购方式。符合以下条件的物资采购项目,应当采用公开招标方式:①采购物资单台/项金额超过100万元(含100万元),或批量采购金额累计超过100万元(含100万元),纳入省公共资源交易中心平台公开招标;②存在市场竞争且合格供应商有一定数量的;③采购的物资通用性强、有明确的技术标准和规格要求的;④有充分的时间通过法定程序组织公开招标的。

(二)邀请招标

邀请招标指以投标邀请书的方式邀请3家以上特定供应商参加投标的采购方式。符合下列情形之一、不宜公开招标的物资采购项目,可以采用邀请招标方式:①涉及国家安全秘密的;②具有特殊性,只能从有限范围的供应商处采购的;③采用公开招标方式所需费用占采购总价值比例过大的。

(三)竞争性谈判

竞争性谈判指谈判小组与符合资格条件的供应商就采购货物、工程和服务事宜进行谈判,供应商按照谈判文件的要求提交响应文件和最后报价,采购人从谈判小组提出的成交候选人中确定成交供应商的采购方式。符合下列情形之一的物资采购项目,可以采用竞争性谈判方式:①招标后没有供应商投标或者没有合格标的,或者重新招标未能成立的;②技术复杂或者性质特殊,不能确定详细规格或者具体要求的;③非采购人所能预见的原因或者非采购人拖延造成采用招标所需时间不能满足用户紧急需要的;④因艺术品采购、专利、专有技术或者服务的时间、数量事先不能确定等原因不能事先计算出价格总额的。

(四)询价

询价指询价小组向符合资格条件的供应商发出采购货物询价通知书,要求供应商一次报出不得更改的价格,采购人从询价小组提出的成交候选人中确定成交供应商的采购方式。按照规定需集中采购的物资规格和标准统一、现货货源充足、价格透明且变化幅度小的项目,可以采用询价方式采购。

(五)单一来源采购

单一来源采购指向供应商直接采购的采购方式。属于下列情形之一的,可以采取单一来源采购方式:①只能从唯一供应商处采购的;②发生了不可预见的紧急情况而不能从其他供应商处采购的;③必须满足原有物资采购项目一致性或配套要求,需要继续从原供应商处添购,且采购资金总额不超过原合同采购金额10%的。

(六)竞争性磋商

竞争性磋商指通过组建竞争性磋商小组(以下简称磋商小组)与符合条件的供应商就采购货物、工程和服务事宜进行磋商,供应商按照磋商文件的要求提交响应文件和报价,采购人从磋商小组评审后提出的候选供应商名单中,确定成交供应商的采购方式。属于下列情形之一的,可以采取竞争性磋商采购方式:①政府购买服务项目;②技术复杂或者性质特殊,不能确定详细规格或者具体要求的;③因艺术品采购、专利、专有技术或服务的时间、数量事先不能确定等原因不能事先计算出价格总额的;④市场竞争不充分的科研项目,以及需要扶持的科技成果转化项目。

(七)框架协议采购

框架协议采购指集中采购机构或者主管预算单位对技术、服务等标准明确、统一,需要多次重复采购的货物和服务,通过公开征集程序,确定第一阶段入围供应商并订立框架协议,采购人或者服务对象按照框架协议约定规则,在入围供应商范围内确定第二阶段成交供应商并订立采购合同的采购方式。属于下列情形之一的,可以采取框架协议采购方式:①集中采购目录以内品目,以及与之配套的必要耗材、配件等,属于小额零星采购的;②集中采购目录以外,采购限额标准以上,本部门、本系统行政管理所需的法律、评估、会计、审计等鉴证咨询服务,属于小额零星采购的;③集中采购目录以外,采购限额标准以上,为本部门、本系统以外的服务对象提供服务的政府购买服务项目,需要确定两家以上供应商由服务对象自主选择的;④国务院财政部门规定的其他情形。框架协议采购包括封闭式框架协议采购和开放式框架协议采购。封闭式框架协议采购是框架协议采购的主要形式。除法律、行政法规或者另有规定外,框架协议采购应当采用封闭式框架协议采购。

(八)议价采购

基于以上几种采购方式的一种特殊采购方式,是指在院内通过组建议价小组直接与邀请的符合资质条件的供应商就采购的医用物资进行协议,采购人从议价小组提出的候选供应商名单中确定成交供应商的采购方式,主要适用于小额分散型采购。例如:20万元以下的设备、耗材、试剂及后勤物资等。

(九)临时采购

临时采购是指为了满足特定患者、特定事项需求,或为了开展新项目和新技术,而临时性、一次性采购的,限定采购数量的采购项目。临时采购医用耗材应严格把握适应证,控制采购数量,杜绝常用耗材的"化整为零"。临时采购的耗材、试剂、后勤物资和金额10万元以下的其他采购项目可直接邀请符合条件的一家或多家供应商进行议价。

(十)紧急采购

医院紧急采购就是面对突发的、不能逆转也无法克服的严重自然灾害、疫情和其他不可抗力事件等紧急状态,医院为完成抗灾抢险、防控疫情等医疗救治的急迫任务,而对所需物质或服务进行的采购活动。依据救灾和抗疫所需设备的紧急程度、所用资金来源和可控采购风险大小,选择网上采购、询价、竞争性谈判和议价等机动灵活、删繁就简的采购方式。

二、采购方式确定的因素

医用物资采购应严格按照有关规定,根据采购项目的金额、数量、类型等进行规范选择,并尽可能集中实施。医院采购方式的确定通常考虑以下因素。

1. **采购项目类型** 医院采购包括药品、医疗设备、耗材、服务等多个领域。根据具体采购项目的特点和规模,选择适合的采购方式。

2. **法律法规和政策要求** 医院采购需要遵守相关的法律法规和政策要求,如公共采购法规定的招标程序。确保采购过程合法合规。

3. **供应商资源和市场情况** 评估供应商的数量、质量和能力,以及市场上的竞争情况。根据供应商资源和市场情况,选择适当的采购方式。

4. **成本效益和质量要求** 综合考虑采购成本、质量要求和可行性,并权衡不同采购方式的优劣。确保采购过程既经济有效又能满足医院的质量需求。

5. **决策程序和审批流程** 医院内部通常有相应的决策程序和审批流程。确定采购方式时,需要遵循这些程序,并获得相关部门的支持和批准。

(晋高杰　刘继静　边　洁)

第四节　采购程序

医院采购货物或者服务优先采用公开招标采购方式,以当地主管部门实际批复的采购方式为准。在当地财政厅及公共资源交易中心报批,批复后,发布采购公告、开标、评标、发布中标(成交)公示、报医院审批、签订合同等程序组织实施。未纳入政府采购管理的院内自行采购项目,经医院批准形成采购计划后,归口部门将采购计划及技术资料转至采购部门,由采购部门组织院内自行采购;医院自行采购主要采用竞争性磋商、议价采购、单一来源等采购方式,采购程序包含发布采购公告、开标、磋商/议价、评审、发布成交公示、报医院审批、签订合同等程序组织实施。具体程序如下。

一、采购文件的编写

采购文件应充分体现采购需求,落实政府采购及相关政策,并根据采购项目的特点合理设置项目资格条件和评分(评审)标准。所有采购文件中的技术部分(功能、配置、规格参数等)应由临床科室及业务部门编报并论证采购项目技术标准,经审批后转至采购部门。

(一)采购文件编写要求

(1)采购文件应充分体现采购需求,根据采购项目的特点设置资格条件和评审因素,不得违反《中华人民共和国政府采购法》《中华人民共和国政府采购法实施条例》《政府采购货物和服务招标投标管理办法》（财政部第87号令）《政府采购非招标采购方式管理办法》（财政部第74号令）《中华人民共和国招标投标法》《中华人民共和国招标投标法实施条例》等相关法律法规的规定。不得非法限制、排斥潜在供应商，不得以不合理的条件对供应商实行差别待遇或者歧视待遇。

（2）采购项目负责人应当结合政府采购政策、采购预算、采购需求编制采购文件。

（3）采购项目负责人应当按照有关部门制定的采购文件要求及医院采购制度编制采购文件。

（4）采购文件应明确供应商资格、技术、服务、安全、质量、履约条件等具体要求，政府采购项目要发挥政府采购政策导向功能，落实支持创新、绿色、节能环保以及促进中小企业发展等政策。

（5）采购文件不得将注册资本、资产总额、营业收入、从业人员、利润、纳税额等设定为资格条件或评审因素。不得将业绩经验、经营网点、现场踏勘设定为资格条件。不得通过非法限定供应商所有制形式、组织形式或者所在地等方式对供应商实施差别待遇或者歧视待遇。

（6）依法认定进口产品　根据财政部《政府采购进口产品管理办法》（财库〔2007〕119号）第三条以及财政部办公厅《关于政府采购进口产品管理有关问题的通知》（财办库〔2008〕248号）关于进口产品的具体含义，对允许采购进口产品的政府采购项目，采购文件要备注进口产品。

（7）提高评审因素设置的合理性　对于不允许偏离的实质性条款，采购文件应当以醒目的方式（如做"★"标记）标明；采购文件应避免在一般评审因素中增加"至少""必须"等强制性表述，导致评审专家将一般评审因素视同不可偏离的实质性条款进行评审；采购文件不得设置或者变相设置供应商规模、经营年限等门槛，限制供应商参与政府采购活动。

（8）规范合同文本及条款　采购文件中应明确拟定的合同文本。合同文本应详细载明履约时间和地点、付款期限和方式、验收条件、违约责任、争议解决方法等内容，明确除政府采购合同继续履行将损害国家利益和社会公共利益外，双方当事人不得擅自变更、中止或者终止合同。

（9）完善投标无效的认定依据　除法律、法规、规章明确的投标无效情形外，采购文件可以按以下原则设立符合性审查条件，明确投标人符合性审查不通过则按投标无效处理：①符合性审查条件应当标准清晰，审查条件不明确或存在歧义的条款不得作为投标无效的认定依据；②符合性审查条件应当合理适当，即符合性审查应针对投标/响应文件的关键内容或重要组成部分，投标、响应文件的轻微瑕疵不得作为投标无效的认定依据。

（10）对投标/响应文件组成的有效性、完整性进行符合性审查的，应当在采购文件对应位置做出说明，不得以非必要材料的有效性、完整性问题作出投标无效认定。

（11）合理制定评分/审标准　采购文件评分办法需按照《政府采购货物和服务招标投标管理办法》《财政部关于加强政府采购货物和服务项目价格评审管理的通知》和《评标委员和评标方法暂行规定》等有关规定，结合采购具体情况，制定评分/审标准。

（二）医院常见的评分/审标准

1. 综合评分法　指在最大限度地满足采购文件实质性要求前提下，按照采购文件中规定的各项因素：价格、技术、财务、状况、信誉、业绩、服务等进行综合评审后，以得分最高的投标供应商作为中标/成交候选人的评标方法。

2. 综合评审法　指参考价格因素的同时，对投标文件或样品进行评审，比较各评审因素（包括技术、财务状况、信誉、业绩、服务、对采购文件的响应程度等）的综合情况，推荐成交候选人的方法，它适用于医用耗材、试剂。

3. 最低评标价法　指以价格为主要因素，确定中标候选人的评标方法，即在全部满足招标文件实质性要求的前提下，以评审后最低价的投标供应商作为中标候选人或中标人。它适用于标准商品、定制商品及通用服务项目。

制定评审标准需要综合考虑医院项目需求、组织目标和关键要素，以确保评审过程公正、透明且与预期结果一致。医院可在合法合规、公平公正的基础上选择其他合理的评审方法,确保采购过程的公正性、透明度和合规性。

(三)评分/审标准指定的原则

1. 目标一致性　评分/审标准要与采购需求目标一致,应该明确反映项目所需的相关资质、技术要求和商务要求,并与采购项目的整体目标相匹配。

2. 可衡量性　评分/审标准要具有可衡量的标准和指标,以便能够对不同选项进行客观、具体的评估。这些标准应该是清晰明确的,可以量化或描述的,并且容易理解和操作。

3. 公平性和公正性　评分/审标准要确保公平和公正的评审过程,评分/审标准应基于客观因素,并避免主观偏见和歧视。

4. 一致性和可重复性　评分/审标准要具备一致性,即在不同评审专家之间得出相似的结果,同时应该是可重复的,在不同时间和条件下使用时能够得出相似的评审结果。

5. 透明性与可理解性　评分/审标准要具备透明性,使参与者能够理解如何被评审和比较。应该是清晰、简洁和易于理解的,以便参与者能够展示自己的优势并理解采购项目的需求。

6. 灵活性与可调整性　评分/审标准要具备一定的灵活性,以便根据具体情况进行调整。在某些情况下,可能需要根据特定项目或竞争的要求进行微调或定制。

这些原则有助于确保评分/审标准具备客观性、公正性和有效性,促进公平、公正的竞争环境。

二、发布采购公告

采购公告是指在进行采购过程中,采购机构或者组织发布的一种公开通知,旨在邀请潜在供应商参与投标或报价,并提供有关采购项目的相关信息。采购公告的目的是确保公平竞争、透明度和诚实性,以便吸引有资质的供应商参与竞争并提交合适的报价或投标文件。

三、采购专家的抽取及开标

(一)专家库的建立

医院应根据工作实际情况建立医用物资采购评审专家库(简称专家库),不仅规范医院医用物资采购评审工作和评审专家的评审行为,同时可提高评审质量,保证评审活动的公平、公正。医院专家库的管理遵循统一标准、归口管理、随机抽取的原则,实行分类管理。依据医教研医用物资采购项目具体内容,按专业类别设置评审专家分库。

评审专家应当具备下列条件:①熟悉国家物资采购的法律法规和医院相关规章制度;②具有本科(含)以上学历,从事相关专业领域工作满8年,并具有副高级职称,或高年资中级职称,或同等专业技术水平;③具有良好的政治素质和职业道德,在评审中能够做到客观公正、廉洁自律、遵纪守法;④能够认真、公正、诚实、廉洁地履行职责;⑤能够以独立身份参加评审工作,并接受医院相关职能部门的监督管理;⑥无违反法纪以及医德医风等有关规定的不良记录;⑦法律、法规和规章规定的其他条件等。

(二)评标专家的抽取

医院评审专家抽取应遵循专业对口、严格保密、随机抽取的原则,任何单位和个人不得指定评审专家或者干预评审专家的抽取工作。随机抽取程序如下:①专家抽取原则上应当在评审前的24 h内进行;②抽取专家时,逐一通知抽取的专家于规定时间前往评审地点参加评审,不得向其透露采购项目相关信息;如抽取专家因故不能参加,应递次继续随机抽取专家;③评审专家数量为不少于3人的单数,达到招标限额的采购项目原则上不少于5人,其中技术、经济专家不少于总人数的2/3。

(三)开标

医院开标会议程序可能会因医院的规模、采购项目的复杂性以及地区法规等因素而有所不同。在实际操作中,医院可能也会遵循其他特定的政策和流程,常规流程(包括但不限于以下内容):①介绍开标项目,包含项目名称、数量及采购编号等。②介绍遵循的相关法律法规,包含《中华人民共和国招标投标法》《中华人民共和国政府采购法》《中华人民共和国招标投标法实施条例》及医院当地政府的相关政策。③介绍磋商/议价程序,依据采购文件要求介绍采购程序,以确保公平、透明和合规的采购过程。④检查投标文件的密封情况及拆封标书,由投标人代表和监督人员共同检查所有投标文件的密封情况,经监督人员确定密封完好后,准备唱标。⑤唱标,由采购工作人员依次拆开供应商提交的投标信封,并在公开场合展示投标商的投标产品信息及报价。开标后,投标商在等候区等候,随时备查采购文件中规定的有关文件资料。

四、磋商/议价

(一)医院磋商/议价时面临的问题

1. 复杂的需求管理 医院的采购需求通常涉及多个部门和各种专业领域,需要统一管理和协调。如果需求管理不清晰,可能导致议价过程沟通不畅。

2. 信息不对称 供应商和制造商通常具有更多的市场信息和议价经验,而医院在议价采购中可能存在信息不对称的情况。这可能导致供应商在谈判中占据优势地位,使得医院难以获得最佳议价结果。

3. 价格竞争和成本控制 医院采购通常涉及大量资金,在保证质量的前提下,医院还需要注意采购成本的控制,以避免不必要的开支。

4. 议价谈判策略 议价谈判是议价采购的核心环节,医院需要制定有效的议价策略,以获取更有利的价格和条款。然而,缺乏谈判技巧和经验可能导致谈判结果不尽如人意。

5. 法律合规性 医院在议价采购过程中必须遵守相关的法律法规和内部规定,如果不严格遵守法律合规性,可能引发法律风险和纠纷。

6. 数据管理和信息安全 在议价过程中产生的大量数据和相关信息需要妥善管理,并确保信息安全。泄露敏感信息可能会导致出现合规性问题或安全漏洞。

7. 不透明和腐败风险 医院议价容易存在不透明和腐败风险。不公正的采购、行贿受贿等行为可能导致资源浪费、财务损失和声誉受损。

为解决这些问题,医院可以加强供应商管理和评估,确保供应商的可靠性和质量;建立与供应商之间的良好沟通渠道,促进合作和理解;培训采购人员的议价策略和方法,提升采购人员专业水平;积极监督和管理议价采购过程,确保合规性和公正性。

(二)磋商/议价策略

1. 充分调研及准备 充足的准备是议价成功的关键,事先利用信息优势充分调研,了解市场价格、市场格局和潜在供应商信息等,有利于制订明确的采购目标及底线;收集支持议价的事实和数据,以及提前制订备选方案,有利于在谈判中占据主导地位。

2. 创造共赢机会 注意倾听和沟通,并通过积极的沟通表达医院的需求和规定,与供应商或制造商建立良好的沟通,相互理解,以促成共识和合作,寻找双方都能从中获益的解决方案,以实现共赢的目标。

3. 控制情绪和态度 保持冷静和专业的态度是议价成功的重要因素,要避免情绪化反应,以及过度强硬或妥协的态度。保持自信和尊重,与供应商或制造商平等对待,以建立积极的议价氛围。

4. 提出合理要求 根据参数和需求,明确提出合理且有根据的要求。将焦点放在关键问题上,并提供支持医院主张的理由和证据,避免无端要求或不合理要求。

5. 灵活运用议价方法　根据实际情况,灵活运用不同的谈判策略,如分步让步、硬杠杆或软杠杆、求同存异等,以达到最有利的议价结果。

6. 强调价值而非价格　除了价格,强调供应商能够提供的额外价值,如质量保证、技术支持、售后服务等,将议价的焦点转移到综合价值上,而非仅局限于价格讨论。

7. 记录和跟进　在议价过程中做好记录,包括对话内容、达成的协议和待解决的问题等。及时跟进并落实议价结果,确保双方都理解和遵守协议。

(三)磋商/议价的常用方法

1. 双赢议价　这是一种合作性的议价方法,旨在实现双方的利益最大化。通过寻找共同的利益点和解决方案,以促成双方达成协议,强调合作、沟通和互惠,建立长期的合作关系。

2. 硬杠杆/软杠杆　硬杠杆指的是利用自身的优势或强制力来施加压力,以获取更有利的谈判结果。例如,医院可以借助市场份额、需求量、竞争对手等因素来增加议价的能力。软杠杆则是通过赞扬、激励或提供其他利益来影响对方的决策。

3. 分步让步法　这种方法是逐步让步,通过逐渐满足对方的一些要求,以期获得对方的妥协。医院可以在议价过程中逐步调整自身的条件或立场,与供应商达成一致意见。

4. 替代方案法　当医院和供应商在某个问题上无法达成一致时,医院可以提出替代方案。通过寻找新的解决方案,来打破僵局并促使议价继续进行。

5. 搁置法　如果议价进展缓慢或双方意见相驳,医院可以选择将议价暂时搁置,给予双方更多时间思考和准备。这样可以缓解紧张气氛,并为双方重新评估议价策略和目标提供机会。

6. 求同存异法　这种方法强调寻找共同点并接受分歧。医院和供应商可以重点讨论双方的共同利益和目标,并尽量将分歧降至最低,以实现双方的合作。

五、评标及评审

医院采购评审步骤如下。

1. 确定评标/审标准　在制定采购文件时,需要明确评审标准和权重。评审标准可包括价格、产品质量、供应商资质、售后服务等因素。根据不同采购项目的特点,权衡各项指标的重要性并分配权重。

2. 制定评标/审流程　确定评审流程,包括评审小组成员、评审时间表、评审程序等。确保评审过程公正、透明,并遵循法规和内部规定。

3. 评审供应商资格　根据采购文件要求,对供应商进行资格评审。审查内容包含供应商的注册证、质量管理体系认证、用户名单等。

4. 评审投标文件　对符合资格的供应商提交的投标文件(含样品)进行综合评审。根据事先确定的评审标准和权重,对投标文件进行打分或评级。

5. 综合评估和选择　根据供应商的得分或评级,综合考虑价格、质量、服务等因素,对供应商进行评估和选择。可以使用成本效益分析、风险评估等方法进行决策。

6. 编制评标/审报告　评审结束后,编制评审报告,记录评审过程、结果和推荐的供应商。报告应具备透明、准确、完整、可比较等特点。

六、发布成交/中标公示

采购评审报告可根据各医院的实际情况和工作流程完成审批后,发布采购公示,采购公示的内容通常包含:①公示标题,明确公示的目的和主题,例如"采购中选结果公示";②采购单位信息,列出发布公示的采购单位的名称、地址以及联系方式;③采购项目信息,提供有关采购项目的详细信息,包括项目名称、采购编号等,中标/成交供应商信息,公布中标供应商的名称或标识;④中标金额,政府采购项目需公示中标供应商的中标金额;公示期限,明确公示的起止时间,即公示期限;⑤异议处理方式,提供联系方式,如有对公示内容有异议或需要了解更多信息,可以向医院进行咨询与反馈;⑥其他,额外信息可以在此部分进行说明。

采购公示的发布步骤和注意事项可参考采购公告,根据各医院的实际情况,具体公示内容和流程会有所变化。

(邓　蔚　晋高杰　边　洁)

第五节　采购合同签订

采购合同应采用书面形式,采供部门自发出中标或成交通知书之日起30 d内,按照采购文件及评审报告确定的事项拟定采购合同。

一、采购合同应包含的内容

1. 合同双方的基本信息　包括采购方和供应商的名称、地址、联系方式等。
2. 产品或服务的描述　清楚描述所需采购的产品或服务的规格、数量、质量标准、交付日期等要求。
3. 价格和支付条款　明确规定产品或服务的价格、货币单位、支付方式、付款期限以及可能的违约金或滞纳金等。
4. 交付方式和时间　说明产品或服务的交付方式(如送货、自提或在线交付)以及交付的时间和地点。
5. 质量保证和验收标准　定义供应商对产品或服务的质量保证承诺,并设定验收标准和程序。
6. 变更和解除合同的条款　规定变更合同的程序和条件,包括合同解除的权利和义务。
7. 保密条款　确保双方在合作期间和合作结束后对机密信息的保密和非披露义务。
8. 违约责任和争议解决　明确违约责任和补偿方式,并规定解决争议的方式(如仲裁或法院诉讼)。
9. 知识产权　涉及知识产权的采购合同应明确双方在知识产权方面的权益和义务。
10. 法律适用和管辖法院　确定适用的法律和管辖合同争议的法院。

以上仅为一般性条款,实际采购合同的具体内容应根据具体情况进行制订,并可能需要涉及其他特定条款和补充文件。在签署合同之前,需咨询专业法律意见以确保合同的有效性和符合法律要求。

二、采购合同签订的程序

在采购合同签订程序中,医院需要遵守相关的法律法规和内部规章制度,并确保透明公正、合规,具体步骤可能因医院的规模、性质和采购方式的不同而有所差异。常规程序如下。

1. 编写合同草案　根据双方的协商结果,起草采购合同草案。合同应包含上述的必要内容,并确保准确反映双方的意愿和约定。
2. 合同审查　双方可以选择请审计部门或法务部门对合同草案进行审查,以确保其符合法律要求。审查过程涉及修改和调整合同条款,由双方协商确定。
3. 签署合同　当双方对合同草案确认没有问题后,代表医院的授权人员与供应商的授权人员正式签署合同并加盖公章。具体方式根据医院程序及相关法律而定。

4. 存档和分发　签署完成后，将合同存档，并根据需要将合同副本分发给相关各方，如财务部门、法务部门和业务部门等。

5. 合同管理　医院明确合同管理部门，建立合同档案，进行合同履行管理，包括跟踪供应商的履约情况、解决合同纠纷等。

三、采购合同的执行

1. 采购合同的执行程序

（1）履行合同　根据合同约定，供应商进行物品或服务的交付。

（2）监督和验收　医院对供应商提供的物品或服务进行验收和监督，并确认是否符合合同要求和质量标准。

（3）付款和结算　医院按照合同约定支付货款，并进行结算核算工作。

2. 采购合同执行过程中的问题及处理　采购合同执行过程中，可能会出现各种问题，以下是一些常见问题和处理方法。

（1）资金问题　如果供应商要求提前付款或付款方式发生争议，应与供应商进行积极的协商，讨论双方的利益和关注点，并寻找解决方案。这可能包括重新谈判付款条件或寻找双方都能接受的妥协方案。如果仍然无法解决争议，可以寻求法律或财务专家的意见，或者根据合同的争议解决条款采取相应措施，包括提交争议给独立仲裁机构进行调解、裁决，或寻求法院起诉。

（2）交货延迟　如果供应商未按时交货，可以与其联系并要求解释原因；若无法接受延迟，可以要求赔偿或寻找替代供应商。

（3）商品质量问题　如果提供的货物或服务存在质量问题，或标准降低的情况，可以先与供应商联系，要求修复或更换；如供应商不配合，可依据合同条款寻求法律途径解决。

（4）合同变更　如果需要对合同进行修改，应与供应商协商，并确保所有变更都以书面形式记录，以避免后续纠纷。

（5）法律合规问题　在执行采购合同时，需要确保遵守适用的法律法规和合规要求。如果发现违规行为，应及时采取措施，如停止合同执行、报告相关部门等。

（6）不可抗力事件　如果由于不可抗力事件（如自然灾害、战争）导致合同无法履行，应及时通知对方，并考虑协商解决或寻求法律救济。

处理合同执行问题的关键在于及时沟通、保持合作态度，并根据具体情况采取适当的解决措施。若遇到复杂问题，可寻求法务部门帮助，协同解决。

（王伶俐　刘继静　邓　蔚）

第六节　采购项目档案管理

医院采购档案管理是指在医院采购活动中，对涉及采购项目审批、采购过程、合同等方面的相关文件和信息进行组织、保存、检索和利用的管理工作。医院采购档案管理的目的是确保采购活动的合规性、透明度和可追溯性，以支持医院内外部决策、审计、评估以及与供应商之间的沟通和纠纷解决。通过有效的档案管理，医院可以快速获取采购项目的历史记录、合同条款、供应商信息等，提高采购效率并增强风险控制能力。

一、采购项目档案管理的意义

1. **合规性和透明度** 通过有效的档案管理,医院能够确保采购活动的合规性,这包括遵守相关法律法规、内部政策和程序,以及确保采购过程的透明度和公正性。采购档案可以提供证据,用于验证采购决策的合理性和合规性。

2. **采购决策支持** 采购档案是医院内部决策的重要依据。通过整理和归档采购相关文件和信息,医院可以回顾历史采购项目的情况、评估供应商绩效并进行比较和分析,以支持未来的采购决策和战略规划。

3. **供应商管理** 采购档案中包含了供应商和制造商的资质、合同条款等重要信息。通过对采购档案的管理,医院可以对供应商进行综合评估和管理。这有助于筛选合格的供应商、与供应商建立长期合作关系,并降低潜在的风险和纠纷。

4. **财务审计与合同履约** 采购档案是财务审计的重要依据。采购活动涉及大量的资金流和合同约定,通过对采购档案进行审计,可以核实支付款项的合理性和准确性,确保合同履约和财务控制。

5. **纠纷解决与法律保护** 在采购过程中,可能出现供应商投诉、合同纠纷等问题。采购档案作为证据的重要来源,可以帮助医院解决纠纷,并提供法律保护。有完备的采购档案能够明确各方责任、记录关键细节,减少争议和法律风险。

二、采购项目档案管理的内容

一个完整的采购项目档案应包含以下内容。

1. **采购项目审批文件** 采购项目审批文件是发起采购项目的起点,包括对所需物资或服务的描述、数量、质量要求、预算等信息。采购申请需要由相关业务部门提交,并经过医院审批批准后,才能进入后续的采购流程。

2. **采购文件** 确定采购方式后,拟定采购文件,包括采购公告、参数要求、商务要求、合同草案等。

3. **报价单与投标文件** 供应商或制造商的注册证、营业执照、产品质量认证、报价单、技术方案、用户名单及服务承诺等。

4. **开标文件** 包含专家抽取表、参会人员登记表、投标商签到表、密封情况确认表、报价表等。

5. **议价及评审文件** 可包含对供应商报价、议价及评审的记录、评审专家登记表、监督人员登记表、现场监督意见书、评分表等。

6. **采购项目的相关文件** 如会议纪要、审批文件、中标/成交公示、中标/成交通知书等。

7. **合同文件** 采购合同或协议,其中包括双方约定的采购条款、价格、交付条件、支付方式及采购过程中发生的合同变更、修订或延期的相关文件。

8. **其他相关文件** 如供应商备忘录、沟通记录、法律文件、保修协议等。

三、采购项目档案管理的办法

医院采购档案管理办法是指为了规范医院采购档案的组织、保存和利用,而制定的一系列规章制度和操作程序。具体的医院采购档案管理政策和操作流程可能因医院的规模、法规要求和内部制度而有所不同,以下是医院采购档案管理的一般办法。

1. **档案管理责任** 明确医院内部相关部门或人员对采购档案管理的责任和权限。

2. **档案管理制度** 制定医院内部的采购档案管理制度,包括档案存放、归档流程、保密措施、档案检索和借阅等方面的规定。

3. **档案分类与目录** 根据采购项目的性质和特点,制定统一的档案分类和目录,便于档案的整理和检索。

4. **档案存储与保管** 确定合适的档案存储设施,包括纸质档案柜、电子文档管理系统等,并设定安全防护措施,确保档案的完整性和可靠性。

5. **档案整理与归档** 对采购过程中产生的各类文件,依据存档目录进行及时整理和归档。应归档的文件材料的种类、份数以及备份文件均应收集齐全、完整,按照文件的形成规律和保持文件之间的有机联系进行装订、分类,使之便于保管和利用。采购相关文件,按采购项目的类别,单独立卷,电子材料应用统一格式进行编号。档案背脊,应逐项按规定填写项目的中心内容,统一格式,文字简练。

6. **档案检索与利用** 建立完善的档案检索系统,确保档案信息的快速查找与有效利用,并规定档案借阅的权限和程序。

7. **档案审定与销毁** 根据相关法律法规和内部规定,对采购档案进行定期审定,确定保留或销毁的档案,并按照规定进行销毁处理。

8. **档案安全与保密** 强化档案安全意识,设立访问权限控制机制,对涉密档案加强保护措施,防止档案信息泄露或丢失。

9. **档案数字化管理** 推动采购档案的数字化管理,利用电子文档管理系统、云存储等技术手段提高档案管理效率和便捷性。

(胡明月 王伶俐 陈 肖)

第七节 采购项目结果评价

医院采购项目的结果评价是对采购项目执行结果进行系统性分析和评估的过程。它旨在评估采购项目是否达到了预期目标,包括成本效益、质量、供应商绩效、患者满意度等方面,从而为医院提供决策依据,并促进医院未来的改进和优化的过程。

一、医院采购项目结果评价的意义

1. **改进决策和战略** 通过对采购项目结果进行评价,医院可以了解到采购决策的效果和潜在问题。这有助于改善未来的采购决策和战略规划,提高资源利用效率,降低成本并优化供应链管理。

2. **确保质量与安全** 结果评价可以帮助医院确保采购物品的质量和安全符合要求。通过评估产品质量、产品性能和认证等方面,医院可以提高采购物品的质量控制,并减少可能存在的风险和安全问题。

3. **提升患者体验和满意度** 医院采购项目的结果评价包括对患者体验和满意度的考量。通过检查患者对采购物品或服务的反馈,医院可以改善供应链流程,提供更好的医用设备、耗材、试剂和服务,从而增强患者满意度和医疗质量,提高采购项目的社会效益。

4. **控制成本与效益分析** 通过对采购项目结果进行评价,医院可以对成本与效益进行分析。这有助于确定采购项目的经济效益,评估采购成本和收益之间的平衡,并为医院管理层提供决策依据,以优化资源配置和财务控制。

5. **合规性与风险管理** 结果评价可以帮助医院确保采购过程的合规性,并减少法律等方面的潜在问题。通过评估采购项目的合规性和法律风险,医院可以采取相应的措施来遵守法律法规、规范采购行为,并减少潜在的法律诉讼和合规风险。

二、医院采购项目结果评价的内容

医院采购项目的结果评价的实施过程,除了考虑成本效益、质量、供应商绩效、患者满意度等方面,同时还需考虑实施可能性及简便性,这与评价内容密切相关,常见的评价内容如下。

1. **目标达成度** 评估采购项目是否实现了预期的目标和利益。例如,降低成本、提高物品质量、改善患者护理服务等。

2. **成本效益分析** 对采购项目的成本与收益进行评估。这包括价格、维护成本、使用寿命等方面的考虑。通过比较采购项目的总成本与其带来的效益,可以确定其经济效益。

3. **质量和性能评估** 评估采购物资或服务的质量、性能、安全性和可靠性。这可能涉及对物资或服务规格、认证、用户反馈以及使用经验的调查和分析。确保采购的物资或服务符合医院的要求和标准。

4. **供应商绩效评估** 评估供应商在采购过程中的表现。这包括供应商的交货期、服务质量、售后支持等方面。通过评估供应商的绩效,医院可以确定合作伙伴是否具备可靠性、专业知识和良好的合作态度。

5. **满意度调查** 通过收集患者的满意度,以及医院各个部门的需求满足程度,来评价采购结果,以便改进医院的医疗服务质量和满意度。

6. **风险评估** 识别和评估与采购有关的潜在风险,包括供应链风险、产品质量风险等,采取措施降低风险和提高采购的安全性。

三、医院采购项目结果评价的应用

医院采购结果的评价对医院管理层决策制定、医院内部监督与控制及促进采购的公平公正都有着积极的意义,它对于医院的质量管理提升和可持续发展有着至关重要的作用,常见的应用如下。

1. **决策制定** 医院采购项目的结果评价可以为医院的管理层提供信息和数据,帮助他们做出明智的决策。通过了解采购项目的实际结果,医院的管理层可以评估其产生的经济效益和社会效益、可行性和可持续性,从而优化医院资源分配,并制定未来的决策方向。

2. **过程改进** 医院采购结果评价可以揭示采购过程中的问题和改进机会,促使医院采购流程改进。通过采购结果评价,可以识别出采购过程中存在的瓶颈、效率低下的环节,并采取相应的措施来改进流程,提高采购效率。

3. **监督与评估** 医院采购结果评价有助于对医院采购项目、采购计划或相关政策的执行结果进行监督和评估。通过对采购结果与预期目标进行对比,可以评估采购项目的执行情况和达成度。

4. **反馈与学习** 医院采购结果评价为医院提供了一个采购的闭环回路,通过对采购结果的评价、分析和反思,医院可以从教训中吸取经验,识别成功因素和失败因素,从而促使学习和改进。

5. **提高透明度与促进沟通** 医院采购结果评价可以增加医院采购的透明度,并促进医院内外部之间的沟通。医院采购透明度高可以确保公正、减少腐败风险、优化资源利用、提高采购效率,最终惠及医院和患者。

(王德丽 邓 蔚 陈 肖)

第八节 采购过程的内部控制

一、医院内部控制

医院内部控制是指在坚持公益性原则的前提下,为了实现合法合规、风险可控、高质高效和可持续发展的运营目标,医院内部建立的一种相互制约、相互监督的业务组织形式和职责分工制度;是通过制定制度、实施措施和执行程序,对经济活动及相关业务活动的运营风险进行有效防范和管控的一系列方法和手段的总称。

医院内部控制的目标主要包括:保证医院经济活动合法合规、资产安全和使用有效、财务信息真实完整,有效防范舞弊和预防腐败、提高资源配置和使用效益。

医院内部控制应当覆盖医疗教学科研等业务活动和经济活动,要把内部控制要求融入单位制度体系和业务流程,贯穿内部权力运行的决策、执行和监督全过程,形成内部控制监管合力。

二、医院采购管理内部控制

随着医疗卫生体制改革的不断深入,各公立医院的设备、耗材等采购数量增多,改扩建项目规模不断扩大,除政府采购项目外,医院内部的自行采购项目也日益增多,采购部门的内部监督管理制度在提升医院内部控制方面发挥着重要的作用。采购管理部门是医院内部控制的关键部门,医院采购部门应建立明确的采购制度,并对相关业务和事项进行梳理,确定主要风险、关键环节和关键控制点,制定相应的控制措施,持续改进内部控制缺陷。

(一)业务层面的采购管理内部控制建设

建立健全采购管理制度,坚持质量优先、价格合理、阳光操作、严格监管的原则,涵盖采购预算与计划、需求申请与审批、过程管理、验收入库等方面内容。采购业务活动应当实行归口管理,明确归口管理部门和职责,明确各类采购业务的审批权限,履行审批程序,建立采购、资产、医务、医保、财务、内部审计、纪检监察等部门的相互协调和监督制约机制。合理设置采购业务关键岗位,配备关键岗位人员,明确岗位职责权限,确保采购预算编制与审定、采购需求制定与内部审批、招标文件准备与复核、合同签订与验收、采购验收与保管、付款审批与付款执行、采购执行与监督检查等不相容岗位相互分离。

(二)加强内部监督管理对医院内部控制的影响

采购作为医院的一项重要经济活动,在医院成本管理与内部控制体系中占据着重要地位,内部控制是贯穿整个医院运营且持续发生的一系列经济活动,加强内部监督管理不仅能提升医疗服务质量,还能降低廉洁风险发生率,是医院采购内部控制体系的重要一环。

(三)内部监督管理部门在采购工作中监管的方式

1. 事前监督　监督部门需根据往年审查审计的重点,将监督的重点事项纳入年度专项治理计划或年度审计计划,关注风险点高发领域,制定专门的事前监督检查,例如参与年度采购计划制订、采购项目论证会等监管工作。

2. 事中监督　监督部门在采购日常工作开展中做到协同监督,按照国家招标采购相关法律法规要求,划分岗位职责,明确岗位权限,按职能分工参与医院采购活动并实行全程监督,发现违规违纪行为及时要求科室进行整改,确保采购工作的合法合规。

3. 事后监督 监督部门在采购日常活动结束后要将监督结果进行确认；根据审计工作、党风廉政建设需要，向医院管理层通报相关监督检查结果，作为以后纪检督察工作的重要参考；纪检、审计等监督部门定期召开联席会议，采取分工协作监督机制，将各部门的反馈结果整理汇总，提升全院风险防范效果。

（四）建立采购回避制度

采购项目从前期的立项备案、审批决策，到招标采购具体程序的实施，须经众多环节和部门，涉及多方利益，为保证医院采购交易过程和结果的公平、公开、公正，维护国家和社会公共利益，使得各方采购当事人的合法权益得以保护，根据《中华人民共和国政府采购法实施条例》中回避制度的原则性规定，制定医院采购回避制度，应包含的内容主要有：在采购活动中，采购人员及其相关人员与供应商有利害关系的，必须回避；招标采购中评标委员会的组成人员、议价采购中评审小组的组成人员与供应商有利害关系的，必须回避；应当回避不回避的要强制其回避；认真做好与供应商有利益关系人员的回避工作，向参加投标的供应商申明回避制度；如果采购人员及相关人员与参加当次采购的供应商存在关系却不自觉回避的，其他供应商可以向采购部门以及采购活动监督管理部门提出申请，申请有关人员回避。采购部门以及采购活动监督管理部门在核实情况属实时后，应当责令其回避。

（五）建立采购保密制度

为加强采购工作的保密管理，防止失泄密事件的发生，根据《中华人民共和国保守国家秘密法》《中华人民共和国政府采购法》及实施办法和医院有关保密工作规定，评审专家及参与采购活动的所有工作人员须对相关文件尽到保密义务。采购相关工作人员应当严格执行国家及医院安全保密规定，违反规定导致泄密造成损失的，按照国家和医院有关规定处理。

三、内部监督管理存在的问题

1. 采购计划编制不科学，预算管理形式化 随着"公立医院全面预算管理制度"的实施，很多医院暴露出采购计划、预算编制方法和程序不科学、不规范的问题，原始预算管理流于形式，形成医院经济活动中新的风险点，增加内部监管的难度。

2. 采购专业内控人才缺乏 医院采购业务因为其专业性、特殊性和敏感性，需具有采购专业素质的员工才能胜任。所以对采购全流程的监督，也需要具备采购专业内控知识的人才，才能针对不同的采购方式、采购内容、采购环节进行内部控制。采购内控人员不仅需要具备专业的采购知识，还要具备良好的职业道德，抵制利益诱惑，精准识别采购风险。目前我国医院具备采购专业内控能力的人才缺少，采购内控经验少，知识结构单一，对采购风险的预判不够敏感。

3. 内控监管制度有待创新 随着网络的普及和移动终端的不断更新，"互联网+医疗"模式已成为未来医疗发展的新趋势，医院越来越多的经济活动由线下改为"线上线下相结合"的模式进行，未来甚至可以实现完全电子化办公，传统的监督手段和方式已不能满足信息化时代反腐工作的需要，内控难度增大，这就意味着内部监管制度必须随着网络技术的革新进行创新。如何走在技术发展的前面，让事前监督继续发挥作用，是未来内控监管制度改革创新的重点。

四、新形势下内部监督协作体系的建立

1. 推行全面预算控制管理制度 监督部门应在预算管理、前期论证阶段加强监督，提高采购计划编制质量，审定采购限额，加强医院采购成本控制，从源头对采购初期决策进行控制，提高采购合理性，推行全面预算控制管理制度，才能在采购活动实施时，做好采购全过程的控制。

2. 加强监督人员采购专业化培训 采购内控人员必须自身有识别采购风险的能力和专业水

平,才能对采购活动进行有效内部控制。因此医院监督管理部门应注重对内部控制人员进行采购专业化的培养,完善现有人员专业能力,适当引进专业人才,健全监督体系,才能在采购活动的每个重点环节实现有效监管。

3. 运用信息化管理工具,形成可持续发展监管机制 创新监督方式,丰富监督内容,在传统检查监督的基础上,运用信息化管理工具,不断创新检查方式,搭建线上管理平台,不留监督盲区,提高监管效率,形成系统的、不断改进的可持续发展监管机制。

(陈　肖　胡明月　王德丽)

第九节 采购管理的信息化建设

一、医院采购信息化的定义

医院采购管理信息化是医院数字化转型的一部分,基于信息技术和数据管理原理,以提高医院采购和招标流程的效率和质量。信息化过程通过内控设计、流程优化、角色分隔等手段,达到医院采购管理的依法合规要求,实现更快速、透明和高效的采购过程。医院采购管理信息化建立在信息管理和信息系统理论基础上,强调信息的采集、存储、处理和传递在采购决策中的关键作用。医院采购管理的信息化过程,在业务流程、风险管理、效率分析、透明公正等方面都起到重要作用。

二、医院采购信息化建设的必要性和管理意义

(一)医院采购信息化建设的必要性

首先,信息化系统能够有效提升效率,降低成本,通过自动化采购业务流程和线上招投标,医院能够更高效地进行采购活动,从而降低了采购成本。其次,信息化系统提高了透明度和合规性,记录了采购决策的每个步骤,确保了采购决策的可追踪性和合规性。同时,信息化系统积累原始数据,为医院运营管理提供数据分析和决策支持工具,帮助医院管理层做出相关的管理决策。此外,信息化的采购系统有助于风险管理,识别和降低采购活动中的潜在风险。

(二)医院采购信息化建议的管理意义

1. 提高效率和降低成本

(1)信息化系统可以将采购流程及其内控规则自动化设计嵌入系统,包括采购计划导入、采购文件的编制、采购公告发布、供应商报名、采购过程记录和合同拟定,从而减少了手动工作和纸质文件处理,提高了流程效率。

(2)通过在线发布采购公告,使供应商充分竞争,采购系统和供应商协同平台的信息化建设,可以促使供应商提供更具竞争力的价格和服务,有助于降低采购成本。

2. 提高透明度和合规性

(1)信息化系统记录、留痕采购决策的每个操作步骤,确保了采购过程的透明度,使决策可追踪和可验证。

(2)信息化系统可以将合规性检查与规则校验自动化,确保采购活动符合法规、政策和医院内部流程,降低合规性风险。

3. 数据分析和决策支持

（1）信息化系统收集、积累和存储大量采购相关数据，可以为采购业务、运营管理提供实时的数据分析，为管理层提供决策依据。

（2）信息化系统提供采购预算、采购价格等统计分析工具，使医院采购业务与财务管理高度融合，从原来的事后统计，向事中管控、事前预测延伸，找到降低成本的机会。

4. 提高供应商服务质量

（1）通过信息化系统建设，使医院采购计划得以有序执行，确保采购实施的及时性与完成度，使医院所需的物资和服务在预期计划内由供应商有序提供，使医疗服务得到有效保障。

（2）采购信息化有助于选择和管理合格的供应商，并对违规供应商进行标识或处罚，确保供应的物资和服务符合质量标准。

（3）通过信息化系统进行供应商评价体系构建，使医院能够从多个维度、灵活设置指标、配置权重等方式，根据医院战略目标及阶段发展策略，以评价打分为管理手段，提升供应商在相应管理维度的服务水平。

5. 满足医院管理规模和复杂性需求

（1）医院通常面临多样化和复杂的采购需求，信息化系统可以更好地管理这些需求，确保供应链的高效运作。

（2）一院多区的医院可以使用信息化系统来集中管理采购活动，实现标准化和协同工作。

三、医院采购管理信息化建设的内容

当医院进行采购管理信息化建设时，系统建设的主要内容包括建立电子采购平台，用于线上编写采购文件、发布公告、线上采购流程以及过程监督，以支持透明、高效、合规和安全的采购流程。同时考虑医疗行业的特点，比如医疗设备在采购过程中，其需求、参数等特殊属性，以及医用耗材的采购，在国家集中采购、带量采购的背景下，医院如何开展采购或记录采购，都具有其行业特殊性。在医院内部各个环节的流程的梳理，以确保数据的一致性和流程的协同。帮助医院提升采购管理效率，降低风险，优化资源利用，从而更好地为患者提供医疗服务。具体内容如下。

1. 采购项目管理系统

（1）系统应能够通过录入、导入或系统对接等方式，收集医院审核通过的采购需求，对采购需求及参数进行原始记录。

（2）采购计划的制订，或通过录入、导入方式生成，或通过采购需求生成采购计划。形成医院采购部门对全年采购计划的初步采购时间安排。

（3）由采购计划立项形成采购项目，意味着采购开始执行，进入采购实施流程。采购信息化系统应支持以采购项目编号穿透采购全流程，查询采购项目进度或过程记录。

2. 线上采购平台

（1）采购信息化系统应提供线上采购平台，包含发布采购公告的功能，公告内容应展示采购项目的详细信息，如项目名称、数量、要求、截止日期等，采购系统可根据其个性化需要定制公告模板。

（2）线上采购平台可实现供应商通过公告信息进行报名，并将供应商、制造商资质等信息推送至医院进行审核、记录。

（3）系统平台可实现医院自行采购线上流程，进行电子化开标、评审，完成评审报告等。

3. 供应商管理与协同

（1）采购信息化系统可实现供应商完成注册后，按照医院采购项目要求，参与采购项目。可通过供应商申请、推送，医院审核、通知等方式，进行医院与供应商之间的业务协作。

（2）采购信息化系统可协助供应商管理，通过记录供应商参与项目的方式，形成供应商档案库，通过该档案库可查询供应商的企业基本信息、历史参与的采购项目、违规记录、处罚记录等信息。

4. 采购合同管理

(1) 采购合同模板通过采购信息化系统进行设置或初始化,根据医院不同采购标的物类型,进行差异化合同模板设置,提升合同草稿的拟定准确率和工作效率。

(2) 在采购信息化系统中,采购合同与采购项目之间存在关联关系,或通过合同编号查询录入,或通过系统直接由已完成的采购项目生成合同草稿。

(3) 在医院采购部门进行采购合同修订过程中,采购信息化系统应通过供应商协同平台,支持供应商参与合同内容的补充与修改,由医院进行审核。通过合同的协同修订,提升医院采购部门合同拟订的准确率与沟通效率。同时,通过信息化系统的手段,使合同内容无法任意篡改,并保留修改痕迹。

5. 采购资料归档

(1) 采购信息化系统可定义、收集、归档采购作业流程当中的采购过程资料,形成电子化采购档案,以备随时查看、下载。

(2) 采购信息化系统可支持对采购项目进行资料上传、登记,对采购归档资料进行及时核对与完善。

6. 管理融合与系统集成

(1) 业财融合　采购信息化系统应考虑与财务管理之间的业务之间的关系。落实"无预算、不采购"的财务内控制度要求,通过业务系统的验收或付款信息、供应商发票信息与财务结算之间形成业财融合数据联动。

(2) 运营一体化集成　采购信息化系统可实现各信息系统之间的业务联动、数据共享、协同办公,促进医院高质量运营发展。

7. 采购结果评价

(1) 采购信息化系统可收集、生产采购业务流程中的数据,对采购数据进行查询、统计。从不同维度进行数据统计与分析,医院管理层做出管理决策。

(2) 采购信息化系统可通过业财融合数据、运营一体化数据,从采购视角评估医院采购活动所达到的经济效益或社会效益,从而达到预算校准、绩效评价的戴明环(PDCA)管理提升闭环。

(刘继静　王德丽　陈　肖)

第十节　医院采购管理案例

案例1:医院医用血管造影X射线系统公开招标采购项目

(一)背景介绍

贯彻落实国家关于推动公立医院高质量发展的意见要求,充分发挥公立医院在保障和改善民生中的重要作用,Z医院作为国家区域医疗中心输出医院,不断提高医疗装备的配置水平,对提高医疗服务和保障能力提升、满足人民群众日益增长的医疗需求、进一步推动高水平医院建设发展、促进国际一流的医疗中心建设具有重要意义。

(二)案例实施内容

1. 采购需求调查　产业发展方面,调研目前国际上医用血管造影X射线系统设备的技术发展情况,包含技术前沿力量及临床应用,目前市场上高水平医用血管造影 X 射线系统主要有飞利浦、西门子、GE 等品牌。国内市场供给方面,通过国家药品监督管理局网站了解国内市场的医用血管造影 X 射线系统设备取得注册证的品牌较多,主流厂商均有面对国内市场销售的产品。历史成交信息方面调研了中山大学孙逸仙纪念医院、四川大学华西医院、浙江省人民医院、复旦大学附属中山医院、中山大学附属第一医院等名院近年采购品牌、采购价格及临床使用反馈。

2. 采购需求确定　在市场需求调查基础上,结合市场供应及医院实际需求,确定采购术中医用血管造影 X 射线系统 1 套、心内医用血管造影 X 射线系统 2 套。采购范围为设备的采购、供货、运输、保险、装卸、安装、检测、调试、试运行、验收交付、培训、技术支持、软件升级、售后保修及相关伴随服务等。

3. 采购计划制订　本项目采购计划由需求科室、医务部门、采供部门及采购代理机构共同拟定。根据项目特点及采购代理机构的综合实力确定该项目的采购代理机构。采购方式、评审方法和定价方式的选择如下:根据单位属性及资金来源情况纳入政府采购管理,项目采购预算达到公开招标数额标准,采用公开招标的采购方式。本项目技术较复杂且专业性强,评审方法采用综合评分法,通过综合性评审选择性价比最优的产品。合同方式采用固定总价合同。

4. 风险控制　建立审查工作机制,在采购活动开始前,针对采购需求管理中的重点风险事项,对采购需求和采购实施计划进行审查,成员由医院采购部门、财务部门、审计部门、运营管理部相关负责人员参与审查,审查分为一般性审查和重点审查。

5. 招标采购过程

(1) 进口产品论证　基于医用血管造影 X 射线系统生产领域国外产品的技术先进性现状,为满足设备的技术水平需要,拟采购进口产品,采购进口产品应当维护国家利益和社会公共利益;采购人组织法律专业 1 人和医疗装备专业专家 4 人就是否采购进口产品开展论证,论证结论建议采购进口产品。

(2) 政府采购审批及备案　医院就采购进口产品向财政部门上报审批,获得财政部门审核同意,项目采购前向财政主管部门备案并提交项目采购需求、采购实施计划、采购需求和采购实施计划审查意见书。

(3) 公共资源交易平台阳光交易

1) 为维护公共资源交易活动的严肃性、权威性,确保交易活动公平、公正有序进行,项目进入 H 省公共资源交易平台组织公开招标,采用全流程电子化模式采购。

2) 为优化政府采购营商环境,降低政府采购供应商交易成本,项目取消供应商投标保证金、不再收取采购文件费,并在合同付款条件方面加快政府采购合同资金支付。

3) 项目在 H 省政府采购网、H 省公共资源交易中心网、Z 医院官网公开发布招标公告,供应商通过交易系统下载采购文件并投标,供应商澄清、答疑事项均可在线完成,有效保障了供应商投标信息的保密性。

4) 项目采用"远程不见面"开标方式,投标供应商无须到 H 省公共资源交易中心现场参加开标会议,投标供应商在线登录不见面开标大厅,在线准时参加开标活动并进行文件解密等,共计 3 家公司递交了投标文件,满足公开招标开标条件。开标结束后即在 H 省交易中心开展电子化评标,评标专家通过 H 省政府采购专家库抽取,全程保密,评标专家进入评标区域后方可知晓评标项目名称及相关信息,避免招标相关人员交流、串通而影响评标的公平、公正性。

5) 中标结果公示:依法及时、准确、规范发布中标结果公示,提高政府采购活动透明度,医院在收到评标报告 5 个工作日内按评标报告推荐的中标候选人顺序确定中标人,自中标人确定之日起 2 个工作日内在 H 省政府采购网、H 省公共资源交易中心网、Z 医院官网公示中标结果。

6. 合同签订　公示中标结果的同时向中标供应商发出中标通知书,自中标通知书发出之日起 15 d 内,按照招标文件和中标供应商投标文件的规定,与中标人签订书面合同。签订合同后将政府采购合同在 H 省政府采购网上公告。

(三)结果成效

通过制定合规、完整、明确、准确、细化的采购需求,并按要求对采购需求进行书面确认,该项目在执行过程中无追加的或调整的采购预算,资金节约率 26.35%,该项目预算合理,且节约了财政资金。根据集中采购目录、采购限额标准和批复的政府采购预算编制政府采购实施计划,实施计划所附资料准确完整;公开招标的采购方式与采购预算、采购需求相契合,采购方式合理;采购程序实施及时,及时签订采购合同并备案,采购活动一次完成;项目未出现质疑问题。按采购文件和中标内容签订合同;按规定组织项目验收,遵循采验分离原则,验收结果按采购相关文件履约;项目采购结果满足采购需求和采购目标;满足政府采购国家政策功能要求。

(四)经验总结

公开招标流程复杂、周期长久,招标资料烦琐,采购人及采购代理机构需准确调研、确认采购需求,统筹合理安排采购计划,完善内控管理制度,依法依规管理采购过程,对经济、高效、公平、合规完成采购,实现采购项目的建设目标具有重要意义。

案例2:Z医院监护仪竞争性磋商采购项目

(一)背景介绍

Z医院的采购项目涉及诸多领域,例如医疗设备、医用耗材、试剂和后勤等,每个领域都有着丰富多样的品种和规格。特别是一些高价值、高技术含量的医疗设备、耗材和试剂,在采购过程中每一环节都必须符合采购制度,确保所有采购物品的质量、性能、安全性和可靠性都符合医院的高标准,同时保证低价,降低医院的采购成本。在2022年根据临床科室需求,Z医院批准按需采购监护仪,采购部门接到采购需求后,深入临床使用科室,调研科室现存设备使用情况及售后服务情况,深入调研患者监护仪市场各品牌占有率等,完成采购项目立项并发布竞争性磋商采购公告。

(二)案例实施内容

在调研中采购部门发现,患者监护仪作为临床科室日常高频次使用的检测设备,设备的配件更换及维保维修一直是影响临床使用的一个重要因素,于是在进行患者监护仪的采购工作时,采购部门明确了以下6个工作重点。

(1)以量压价:通过按需采购的方式,发挥医院采购体量大的优势,要求制造商直接参与谈判,最大限度争取制造商和供应商让利。

(2)前期充分调研,充分了解患者监护仪的市场价格以及影响价格的主要因素,保证采购设备质优价廉。

(3)将满足临床使用需求作为采购工作的重中之重,在采购设备时要求供应商提供至少5年的质保,保证临床使用便利,降低医院运营成本。

(4)对患者监护仪标配与增配各功能与模块进行分项报价,兼顾临床不同部门使用需求差异,方便各科室申领设备后自行调整监护仪功能。

(5)在采购设备的同时对患者监护仪后期维修所需主要配件的价格一并纳入谈判范畴,在售前敲定最为优惠的售后价格,为临床使用保驾护航。

(6)以售前约定的低价配件为切入口,联动在院其他第三方售后维修公司配件同步下调价格,为临床争取更大优惠与更好服务,进一步降低医院设备运营成本。

(三)结果成效

1. 患者监护仪采购价格显著下降 普通患者监护仪价格相较之前在院价格下降约30%,重症监护仪价格相较之前在院价格下降约54%,转运监护仪价格相较之前在院价格下降约68%。

2. 售后质量显著提升　该批次购买的患者监护仪原厂质保时间普遍由原先的3~6年质保延长至10年乃至终身质保。

3. 设备后期维修运营明显下降　患者监护仪主要配件如心电导联线、电缆、传感器、袖带等价格相较于原先的零星采购价格下降30%~50%,有效降低了设备后期维修与运营成本。

(四)经验总结

通过本案例可以发现:首先,整合采购需求,同类设备统一采购能够有效降低设备采购价格;其次,有效的前期调研能够为后期价格谈判提供有力的支撑与指导;最后,在前期采购设备时提前敲定后期维保配件价格能够有效降低医院运营成本,提升临床设备使用体验。

案例3:Z医院不可收费耗材一次性使用手术包议价采购项目

(一)背景介绍

各种手术基础耗材(如手术洞巾、中单、刀片、棉球、手套、治疗巾、纱布块等)在手术过程中必不可少,这些基础耗材为不可收费耗材,是医院的纯成本,在手术过程中有两种方案可选:一是使用可重复的耗材、反复消毒多次使用;二是使用一次性手术包。经核算使用一次性手术包更经济划算,同时更符合感染控制要求,以减少术后感染风险。经手术室申请,医院批准同意采购一次性使用手术包。

(二)实施过程

经过手术室、临床科室、感控科等多部门进行参数论证及细分目录,将一次性使用手术包划分为多包目录:介入手术包、经腹专用手术包、关节手术包、门诊手术包、截石位手术包、甲状腺专用手术包、眼科专用手术包等。通过样品遴选将质量、参数、设计或消毒标准等不符合要求的产品淘汰,在能完全满足临床需求的前提下,进行综合竞价。评审小组根据产品报价,对报价最低的(1~3)供应商进行价格纠偏,对不接受价格纠偏的供应商,取消其拟成交资格,推荐一家接受价格纠偏的供应商成为成交供应商。根据一次性使用手术包的项目需求,同时按照价格由低到高顺序推荐了一家备选供应商,当成交供货商无法保证供货或产品出现质量问题时,启用备选供货商。

(三)结果成效

通过一次性使用手术包的采购,经手术室及相关部门核算单台手术的各种铺巾、手术衣及基础器械等的采购成本,可节约成本59.76%。在使用过程中一次性使用手术包可以确保每次手术时都使用崭新的、无菌的器械和材料,减少了交叉感染的风险。一次性使用手术包中的器械和材料已被正确配置和组合,方便医护人员使用,节省了时间和精力,提高了手术效率。同时一次性使用手术包的采购避免了手术器械和材料的库存管理问题,减轻了手术室库存的负担,降低了医院的纯成本。

(四)经验总结

在采购过程中要充分了解临床科室需求,像一次性使用手术包因各类手术的不同、临床医生及护理人员的使用习惯不同,在采购需求上会有较大差异,采购部门人员需深入了解相关手术过程,在采购过程中要积极协调各需求之间的差值,形成统一的采购需求,在供应商选择方面尽量选择信誉良好、有资质、经验和保供能力的供应商。同时要确保一次性手术包符合相关行业标准和法规要求。审查供应商提供的质量文件,如产品规范、检验报告、认证证书以及产品样品,保证临床科室的正常使用和患者的手术安全。

案例4:Z医院牵头H省公立医疗机构耗材联盟采购工作

(一)背景介绍

近年来,百姓"看病贵"问题是社会高度关注的热点问题,药品和医用耗材价格虚高是其中的重要因素。对此,党中央、国务院高度重视,要求按照带量采购、量价挂钩、促进市场竞争等原则开展药品和高值医用耗材集中带量采购工作。H省委省政府高度重视药品和医用耗材集中带量采购工作,建立了卫健、医保、药监、市场监督、公共资源交易等部门密切配合,高效协作的工作机制。同时印发了《关于深化医疗保障制度改革的实施意见》,对推进集中带量采购工作提出了明确要求。为进一步拓宽集中采购范围,扩大集中采购成效,降低群众医药费用负担,在国家和省级集中带量采购的基础上,由全省三级公立医疗机构组成采购联盟,对可替代程度较弱的药品和临床操作复杂、技术难度较大的医用耗材开展联合采购。Z医院作为H省规模最大,影响范围广,科教能力强,诊疗效果好,重特大疾病患者集中、群众满意度较高、并在医院自主采购方面也取得了较好效果的大型医疗机构。首批医院联盟采购委托Z医院承办具有较强的示范引领作用。医疗机构联盟首批采购选择了止血材料、防粘连材料、硬脑(脊)膜等三类医用耗材。此三类医用耗材同质化水平高、市场竞争较充分,存在降价空间,且被多次列入国家和省级医用耗材治理清单,在全省范围内采购金额高、使用量大、费用增长快。

(二)工作机制及内容

医院联盟采购实行成员建议、集体研究、委托承办、成果共享的工作机制。采购周期内,联盟采购中选价格作为H省医药采购平台挂网价格,在全省范围内执行。联盟采购的药品和医用耗材参照H省药品和医用耗材集中带量采购有关政策执行。省医保局工作人员全程参与联盟采购工作调研、目录分组、规则制定等相关工作,强化对联盟采购工作全过程的指导监督。联盟采购组织工作符合有关要求。

1. 工作原则

(1)联盟共商,结果全省共享 以联合议价、谈判、竞价等多种方式开展采购工作,中选结果产生后,在全省范围内统一执行。

(2)集采工作中多次组织专家开展调研会,立足临床,突出专业优势 坚持以临床需求为导向,将保质量、保品牌放在首要位置,发挥技术优势,让医生和患者用上称心、放心的产品。

(3)因材施策,保结构促竞争 根据产品特点和临床功效确定品种目录,统一基准价,保障医疗机构的使用习惯和市场格局。

2. 目录分组 目录分组具有高度的专业性,也决定着采购工作的成败。本次联盟采购分组,主要参考国家医保耗材目录分类和国家药监局注册批件,由专家充分论证后进行分组,基本覆盖了临床常用产品。同时,为了确保公平,对部分不满3家、竞争不够充分的产品(如明胶海绵仅2家企业、流体明胶仅1家企业等),由专家参考平均降幅进行议价谈判。

3. 采购规则 本次联盟采购采用竞价、议价、复活及纠偏相结合的模式进行。以竞价规则为例:符合申报资格的实际申报企业数为3家及以上的,采取竞价的方式。企业在各自分组内进行报价,按照价格由低到高确定拟中选企业,拟中选企业数依据组内符合申报要求的企业数量确定,中选率70%(不保证所有分组一定有中选结果,若某分组无中选结果,组织专家将该分组的约定采购量按照功能、材质等原则,调配到相近分组),按四舍五入保留整数。在最大拟中选企业数限额内,满足以下条件之一的企业方可获得拟中选资格:①同竞价组内申报价格不高于最低申报价1.5倍;②申报价格降幅不小于70%(以该品种目录下的基准价进行计算)。降幅以百分比计,四舍五入后保留百分比小数点后2位;③如出现报价相同的情况,医疗机构报送的采购需求量大的优先中选。

(三)结果成效

本次公立医疗机构联盟采购,选取止血、防粘连、硬脑脊膜等价格较高、百姓反映强烈的高值医用耗材,特别是止血材料、防粘连材料被列入重点治理医用耗材目录。此次联盟采购87家企业参与报名,65家生产企业参与竞价和议价,其中,国内企业49家,外资企业16家。通过竞价议价,41家企业拟中选。三类医用耗材竞价组平均降幅76.64%,其中,止血材料平均降幅78.47%,最高降幅92.94%;防粘连材料平均降幅72.21%,最高降幅76.11%;硬脑脊膜平均降幅87.02%,最高降幅88.27%。集中采购结果执行后,预计H省三类医用耗材采购金额将由每年13.07亿元降至3.97亿元,节约费用9.1亿元以上。本次联盟采购,临床常用的主流品牌均中选。医用耗材价格的大幅下降,不仅挤除了流通环节虚高水分,也为推进行业治理打下了基础。

(四)经验总结

由于止血防粘连耗材普遍存在品种繁杂,价格不一,质量参差不齐的现象,所以这是一项充满挑战和难度的工作,但是做好的意义十分重大。医院按照国家统一的技术标准,坚持招采合一、量价挂钩,真正做到患者用着实惠、医生用着顺手、企业供着放心。在此次联盟采购过程中合法合规、公正公平公开的处理各项工作,坚持实行成员建议、集体研究、委托承办、成果共享的工作机制,发挥好医疗机构专业技术,拓宽集中采购范围,减轻群众就医负担。

案例5:Z医院净化区域维保项目公开招标项目

(一)背景介绍

某医院净化区域维保合同即将到期,经医院批准,同意对该项目进行招标,服务期限两年。与专业的第三方医院后勤服务单位合作,能够实现后勤服务管理的精细化、专业化、标准化。引入净化区域第三方维保单位可以保障医院医疗质量和安全,提高医院净化区域的运行效率和维护保养水平,同时降低医院运营成本和能源消耗。对净化区域内的设备、设施进行定期检测、保养,可以有效地提升净化区域设备使用效率,延长设备使用寿命。特别对于人员流动较频繁的净化科室,专业的第三方净化维保单位还能对新来的人员进行技术培训,提供技术支持。对降低院感发生率,保障患者安全,提高管理水平起到了关键作用。

(二)案例实施内容

1. **建设目标** 引进一家实力强、专业能力优秀、价格相对合理的第三方净化维保单位。在保证服务质量的前提下,有效地降低医院运营成本。

2. **实施方案** 由采购部门联合后勤保障处、净化区域科室等相关部门对该项目的服务范围、涉及的耗材等参数进行多次论证(在原维保内容中删掉了部分不合理的维保内容,例如:净化区域的开关、插座、洁具等不易损坏的设施等),细化并确定每个净化区域里的每一项服务内容,结合医院实际,确定所需第三方驻场人员数量。

3. **具体流程** 在项目实施前,面向全国征集有实力的净化维保服务单位参与市场调研,对各家单位的实力、优势以及服务方案等进行充分论证。在保证高品质服务质量的前提下让该项目进行充分竞争,确保医院在该项目中的每一笔支出都物有所值。依据政府采购的要求,明确采购需求,制定招标文件,发布招标公告。由技术类、经济类专家以及业主评委组成7人评标委员会,依据招标文件的评标办法和程序要求,对通过初步审查的投标文件进行量化打分,评标委员会根据评标结果及有关法律法规和招标文件规定,推荐3名中标候选人。发布中标候选人公示,签订服务合同,明确双方的义务与责任。

(三)结果成效

通过深入的市场调研、制定完整、准确、细化的采购需求,以及公开招标的方式,促进竞争,在合法合规的采购流程下,资金节约率58.06%,在保证服务质量的基础上,有效地降低了医院的运营成本。

(四)经验总结

对于专业壁垒较强的项目,前期的参数论证,多种方式进行的市场调研对采购部门显得尤为重要。多家实力接近的服务单位参与竞争,既保证了高品质的服务质量,同时服务价格不再虚高。

案例6:Z医院遴选造价咨询单位、第三方审计服务单位框架协议采购项目

(一)背景介绍

Z医院根据需求,批准引入业内信誉好、专业能力强、服务态度优的造价咨询单位以及第三方审计服务单位,可以更好地完成医院建设工程项目招标采购任务,进一步提高招标采购效率,提升招标采购质量。同时可以有效地节约医院建设成本,合理的控制投资,提高项目投资效益,降低运营成本,确保医院健康、可持续发展。

(二)案例实施内容

1. 采购目标　遴选出6家业内信誉好、实力强的造价咨询单位。服务内容包括但不限于以下内容:招标工程量清单和控制价的编制等工程造价咨询服务;提供工程造价信息服务以及委托人要求的其他咨询服务。

遴选出6家业内信誉好、专业性强的第三方审计服务单位。服务内容包括但不限于以下内容:全过程跟踪审计服务、竣工结算审计;工程造价及工程施工合同的审核;审查变更签证价款、审查工程进度款、审查工程索赔;协助梳理核实竣工结算、协助编制竣工决算;工程进度结算审核,工程设计变更、现场签证的审核以及其他与工程项目相关的事项审核。

2. 实施方案　通过公开征集,以框架协议形式入围6家造价咨询单位、6家第三方审计服务单位。造价咨询单位归口后勤保障处管理,第三方审计服务单位归口审计处进行管理。

3. 具体流程　在项目实施前进行广泛的市场调研,摸清行业状况,明确采购需求和目标。结合医院的实际情况,制定框架协议征集文件。发布征集公告,面向全国征集有实力、信誉好、专业能力强的服务公司。由技术类、经济类专家组成5人评审委员会,依据征集文件的评审办法和程序要求,对投标单位进行公正、公平、公开的评审。对通过初步审查的响应文件进行量化打分,评审委员会按照得分由高到低的顺序推荐6家入围单位。发布成交公示,签订框架协议,明确双方的义务与责任。

(三)结果成效

Z医院2023年上半年建筑工程类项目共计25项,预算总金额约15.22亿元,合同签订总金额约14.13亿元,节约资金约1亿元。在确保工程质量的同时,降低了工程成本、提高了投资效益,助力了医院高质量发展。

(四)经验总结

部分零星工程项目,由使用部门提出申请,对6家造价咨询单位进行院内"背靠背二次报价",采用价低者得的原则。对新建重大工程项目,除了6家框架协议内造价咨询单位之外,面向全国进行公开招标,保证充分竞争,确保能够选取到业内声誉好,实力强,价格合理的造价咨询单位。同时,第三方审计单位要对工程量清单进行审核,确保清单编制的准确性、完整性。如出现清单范围不明确、工程量计算不准、漏项严重、招标控制价虚高等问题,除了依法追究工程量清单编制单位责任外,同时还会反映到建设行政主管部门,建议将其列入行业黑名单。

引入全过程跟踪审计理念,从项目立项开始直至项目竣工结算审计前,对所涉项目不同阶段进

行全过程跟踪审计。造价咨询单位、审计服务单位在建设工程项目中各司其职,互相监督,相互制约。提高了医院建设资金的使用效率,确保了项目建设的合规性、合理性。

为了让6家造价咨询单位和6家第三方审计单位形成良性竞争,提高服务质量,提升服务效率。结合医院工作实际,制定详细的管理办法,并引入考核机制。考核实行淘汰机制,每年度考核分值最后一名视为不合格,直接淘汰,年度考核分值低于80分的直接淘汰,并解除与其签订的框架协议。被淘汰的服务单位拉入医院供应商黑名单,3年内不得参与医院任何项目的采购活动。

案例7:Z医院O品牌腔镜用配件单一来源采购

(一)背景介绍

Z医院医疗体量较大,在院使用的内窥镜品牌主要是O品牌。O企业是一家知名的医疗设备制造商,以其先进的内窥镜技术而闻名于世,其内窥镜产品广泛应用于医疗领域,特别是在消化道内镜检查、泌尿系统内镜检查等方面,以其先进的技术和高质量的制造而获得了良好的声誉,这使得医生可以在手术和诊断过程中获得清晰、准确的图像,因此在全国各家医院都占有较大的市场。

O品牌在全球范围内建立了完善的服务网络,可以为医院提供及时的维修和技术支持,保证设备的正常运行。同时,提供了广泛的培训和支持,确保医护人员能够正确地使用他们的产品,随之而来就是设备后期的维修保养问题,设备高效能运转的状态下损耗也大,加上Z医院4个院区老旧设备数量庞大,因此面临相当重的维修任务,并可能带来以下问题。

1. 服务延迟　大量维修需求可能会超出医疗设备维修团队的处理能力,导致维修请求排队等待时间增长,延迟了设备的修复时间。

2. 设备停用时间增加　维修量大意味着设备维修周期可能会延长,这将导致设备的停用时间增加。在这段时间内,设备无法正常使用,可能会影响医疗服务的提供。

3. 影响医疗服务质量　如果某些关键医疗设备无法及时修复,可能会影响到医疗服务的正常进行,尤其是对于一些紧急情况下需要依赖特定设备的情况。

4. 安全风险增加　一些医用设备的正常运作对患者的健康和生命至关重要。如果设备无法及时修复或维护,可能会导致安全风险增加,例如手术设备、呼吸机等。

5. 成本增加　长时间停用的医用设备可能会导致医疗机构不得不采取额外措施来保证医疗服务的连续性,可能需要租用替代设备或者采取其他措施,这将会增加医院成本。

6. 患者满意度下降　如果医疗设备无法及时修复,可能会让患者感到不满意,影响他们对医疗机构的信任和满意度。

为规避以上风险,采用O品牌产品原厂维修、更换原厂零配件能保证高效地运转,设备的生命周期也能实时监控,因此实施单一来源方式采购O品牌腔镜原厂配件对于保障临床治疗效果具有重要意义,经临床科室申请,医院批准同意对O品牌腔镜用配件单一来源采购。

(二)案例实施内容

Z医院通过单一来源方式采购O品牌腔镜原厂配件,保障临床设备生命周期,简化设备保修流程,提高医疗活动效率,发挥医院规模优势,实现最低成本采购。首先各临床使用科室汇总需单一来源采购配件清单及采购需求,采购部门组织医学装备部、临床使用部门专家召开单一来源论证会,并形成单一来源采购专家意见表,同时进行挂网公示。单一来源公示期间未收到异议,进行单一来源公告挂网,到期进行单一来源谈判。

在此过程中Z医院采购部门曾尝试引进第三方服务公司进行O品牌内窥镜的维修,但临床不断反馈修完以后设备的状态不能达到原有水平,并且O品牌建立了严格的售后制度,所有零配件的获取渠道都有指定授权经销商,第三方服务机构更换的零配件来源并不值得推敲,面临多重压力。

Z医院采供部门出于工作职责,力求寻找到价格低廉、服务优质的维修供应商,但是基于O品牌的垄断技术以及临床对高质量产品的需求,不得不转换思路,将注意力放在如何降低O品牌维修服务价格上面。常见的降价方案有2种:一是替代性强,同行谁都能去做,那么价格下行是必然;二是量大,通过集采以量换价的原理,拿量交换低价。采购部门调取了O品牌在院所有的设备涉及总金额,发现全院各个院区3年内采购O品牌各产品总金额较大,因此Z医院是该品牌重要的战略客户,可以此为筹码跟O品牌进行价格谈判。

(三)结果成效

经过多轮议价谈判、反复沟通,O品牌厂家最终愿意以市场价70%的价格给Z医院提供服务,既满足了临床科室对原厂维保的需求,提高了临床工作效率,保证了患者的服务质量,同时也为医院节省了成本。

(四)经验总结

Z医院O品牌腔镜用配件单一来源采购案例可以为采购部门提供新思路,以往对于采购部门来说,单一来源采购的产品是技术拔尖且垄断,价格高昂,对于价格谈判十分不友好。随着市场经济发展,医疗领域不断改革创新,医疗产品的销售发生了不小的转变,国家倡导的耗材领域带量采购模式也可以延伸到其他产品领域,只是"带量"的范围不同,可以从整个省市到几个医疗机构综合体,甚至到一个体量较大的医院,医疗企业的思想也在发生转变,从抵抗降价到交换条件降价,对于采购部门来说,利用好这个转变可以高效提升资金利用率。

案例8:Z医院水灾后紧急采购

(一)背景介绍

2021年7月20日,郑州经历了特大暴雨的袭击,Z医院在这次水灾中受创严重,核心院区的重点设备在此次水灾中严重受损,比如:磁共振成像系统、直线加速器、医用血管造影X射线系统、彩超等设备。这些设备的毁损给医院带来了前所未有的挑战,核心院区的大型设备几乎全部泡水损坏不能正常进行,致使医院的重症患者紧急转院。其他各个临床科室的设备也有不同程度的泡水损害,严重影响医院诊疗工作的正常运行。为了尽快恢复医院正常运行,各科室紧急召开会议,统计受损设备情况。医院根据统计情况召开紧急会议讨论受损设备的采购方案,务必做到不影响紧急患者的使用,不耽误患者看病,最大限度降低医院损失,临床科室以及各职能科室全力配合,以最快的速度采购性能相对良好的设备,为重建医院打好坚实的基础。

(二)案例实施内容

1. 建设目标 郑州仍处于自然灾害救助一级应急响应阶段,加上当时新冠疫情形势严峻,河南省公共资源交易中心于2021年8月6日起暂停现场交易活动,无法正常开展采购活动。为保证医院能尽快恢复医疗生产,依据《国家自然灾害救助应急预案》(国办函〔2016〕25号)、《关于疫情防控采购便利化的通知》(财办库〔2020〕23号)、《河南省突发事件卫生应急预案管理办法》(豫卫应急〔2017〕11号)等文件要求,Z院向上级部门申请对该批设备启动院内紧急采购程序,以满足灾后重建和疫情防控工作需要为首要目标,建立采购"绿色通道",医院紧急召开"灾后重建大型设备专题论证会",对受损设备(含配套辅助设备和泡水导致的故障率高不能正常运行的设备)邀请各制造商进行商谈,希望各制造商低于市场销售价进行直销,帮助医院灾后重建,尽快使医院复工复产。

2. 实施方案
(1)目前根据临床科室的实际需求,建议低价紧急采购,经充分论证后确定采购清单。
(2)与临床科室及业务部门充分沟通参数,确定参数。

(3) 深入调研,来对所投产品进行价格摸底。包括医院之前购买的相同或同类产品价格、其他医院购买相同型号的价格等。

(4) 邀请制造商来直接谈判,避免中间商赚取差价,尽可能地降低采购成本。

3. 具体流程　采购清单确定后,与科室反复沟通技术参数,确认无误后开始联系各产品制造商。各制造商确定所报的产品型号,发给采购部门项目负责人,项目负责人进行价格摸底,对有销售记录的设备,要求厂家提供同型号同配置的销售业绩并对相应的设备进行网上查价,取5家三甲医院同型号设备中标价的平均值作为同型号设备市场价的参考依据;对无销售记录或网上查不到价格的新型号设备,以同档次或老型号的市场价作为参考依据。在价格调研清楚之后邀请制造商来进行谈判,一种设备一般有超过3家厂家来参加。针对此次水灾受损的大型设备,按照原受损设备品牌进行同品牌优先购置的原则,要求各制造商报出最新型号、最高配置的机型,原则上"同型号、同配置"设备须以低于市场价来采购,并按医院要求在最短时间保证供货,若制造商不响应,则选用其他满足临床需求,同配置、同功能、性价比高的品牌替代。经议价谈判确定购买的厂家清单,最终采购到的设备价格低于市场价五折。

(三) 结果成效

本次灾后重建共购置CT 15台、磁共振13台、DSA 2台、DR 3台、移动DR 2台、胃肠机2台、乳腺机2台、TOMO 1台、直线加速器5台、CT模拟机1台、后装机1台、消毒供应设备1套、台式超声65台、便携超声30台、单台设备平均降幅与其市场价比达到58.95%。

(四) 经验总结

本次紧急采购活动中,既体现了采购部门在紧急公共事件中的维护医院正常运营的强力后勤保障作用,但是也显示出了一些问题和需要改进的方面。

1. 建立健全突发事件处置预案,制定应急采购制度。
2. 紧急采购要做到各部门间高度协同办公模式。
3. 灵活处置不同突发事件带来的各类问题,寻求上级部门的指示,保证紧急采购的合法合规。

加强预算管理以及合同签订、验收等后续问题的管理,尽可能规范采购流程,保证医院在突发事件中维持正常的运营和发展。

案例9:Z医院疫情防控期间对A类生物安全咽拭子转运箱的紧急采购

(一) 背景介绍

为应对严峻复杂的新冠疫情形势,阻断"德尔塔"病毒的扩散蔓延,按疫情防控指挥部要求定期对医院全体职工和患者进行核酸检测,因标本转运需要,疾控科申请紧急购置标本冷链转运箱85个,经医院批准同意紧急采购。

(二) 案例实施内容

接到采购任务后,采购部门在Z医院供应商工作群中(约2000人)发布需求通知,紧急邀请供应商进行议价,共5家供应商报名,并于接到申请的次日8:00准时开标。在疫情防控期间为避免人员聚集,在监察审计监督下,资质审查和采购活动同时进行,采用线上报价的方式,要求供应商在规定的时间内以电子邮件的方式将报价发送至指定邮箱。议价会议现场,评审小组仔细观看了各供应商提供的样品图片、视频等资料,详细了解了各品牌的性能参数及配置。经议价谈判,评审小组一致推荐能够满足临床急需,价格适中,有现货的供应商中选。

(三) 结果成效

灾害和疫情等突发紧急事件会导致供需不平衡,社会层面的货源紧张,为医院紧急采购带来了困难。本次采购部门于接到申请的次日完成采购程序,经多个部门协调配合,85个标本冷链转运箱于当日21:00前全部送达Z医院,经验收后快速投入了疾控部门的使用,为疫情防控工作提供了有力保障。

(四)经验总结

选择医院紧急采购方式。依据救灾和抗疫所需设备的紧急程度、所用资金来源和可控采购风险大小,采购工作小组集体论证确定分级分类选择网上采购、询价、竞争性谈判和议价等机动灵活、删繁就简的采购方式。做好紧急采购的内控,使紧急采购做到急而不乱。医院紧急采购由于需求的紧迫性,采购方式简化、各种期限(公告、提交投标文件、合同签订、投诉质疑处理)均有缩短,极易产生违法乱纪行为。为杜绝采购的风险,认真做好紧急采购的内控,使紧急采购做到急而不乱:每项采购无论大小,至少3个以上部门参与,3家及3家以上潜在供应商参与(特殊情况,做好记录),采购活动全程记录、录像或录音,使采购的每个环节有据可查,有法可依。

(刘继静　胡明月　王德丽)

参考文献

[1] 方振邦.医院绩效管理[M].北京:化学工业出版社,2016.

[2] 韩冬青,于惠兰.DRG/DIP病种(组)精益运营管理实操手册[M].北京:中国协和医科大学出版社,2021.

[3] 黄远湖.智慧时代医院建设新思维[M].南京:江苏凤凰科学技术出版社,2022.

[4] 李丹,欧凡,伍睿,等.公立医院医保全场景智能管理探索[J].中华医院管理杂志,2022,38(2):92-96.

[5] 李天俊,滕世伟,杨华,等.新时期优化医保智能审核系统的建议与思考[J].中国医疗保险,2022(6):70-73.

[6] 李为民.医院运营管理[M].北京:中国协和医科大学出版社,2022.

[7] 廖藏宜,林敏.医保DRG/DIP付费下的医院运营管理策略[J].中国医院院长,2023,19(Z1):88-91.

[8] 刘信余,安楠,王晓飞,等.公立医院施行《政府会计制度》的有关问题探讨[J].中国卫生经济,2019,38(2):87-90.

[9] 刘元清.医院采购环节内部控制优化策略[J].财会学习,2021(35):183-185.

[10] 沈晓,夏冕.公立医院绩效管理与薪酬设计[M].武汉:华中科技大学出版社,2020.

[11] 唐超.医保变革下的医院应变之道[J].中国医院院长,2021,17(21):32-37.

[12] 王玉琼.公立医院采购管理存在的问题及对策[J].商业2.0,2023(16):53-55.

[13] 向炎珍,陈隽.医院政府会计核算系统构建与实务详解[M].北京:中国协和医科大学出版社,2019.

[14] 尹熙.医院经济运营内部控制信息化建设实践探究:以湖北省中医院为例[J].会计之友,2021,19:65-70.

[15] 岳小川.政府采购非招标采购方式程序解读(五)竞争性谈判和竞争性磋商采购方式的交易特点分析和应用比较[J].招标采购管理,2015(5):58-61.

[16] 周丽.DIP付费改革对医院运营管理的影响探讨[J].中国卫生标准管理,2023,14(18):50-53.

[17] 朱丽敏,张菁.利用财务信息系统编制医院部门决算报表的实践探索[J].中国卫生经济,2016,2(396):88-89.

[18] MASLOW A H. Religions, values, and peak experiences[M]. New York: Penguin, 1970.